小林弘幸式
2週間プログラム

朝だけ腸活ダイエット

順天堂大学医学部教授
小林弘幸

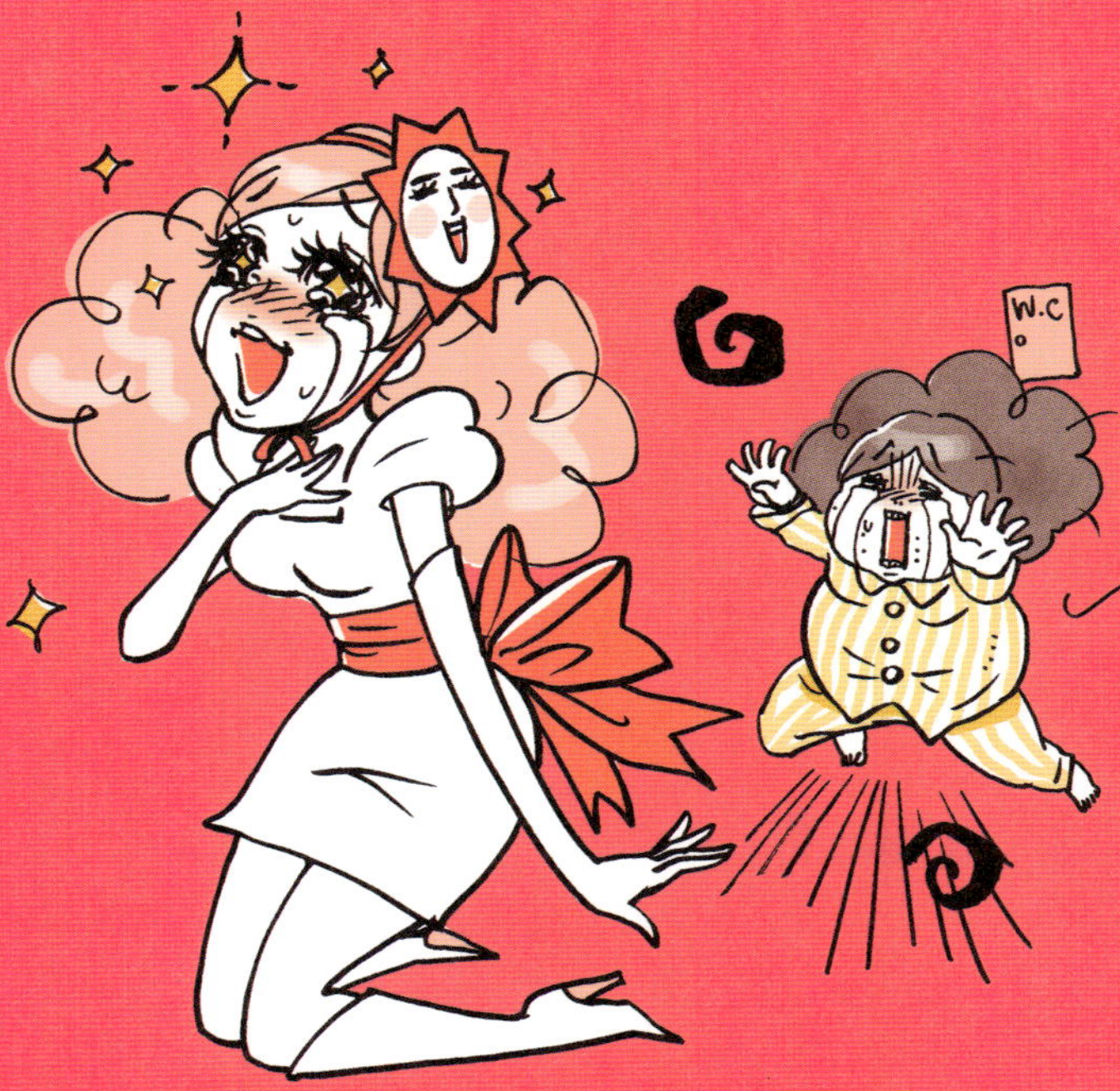

はじめに

「腸活」とは、その名の通り、腸をきれいにする生活を送ること。就活、婚活、離活、妊活と、人生の節目に行う活動は数ありますが、**私は「腸活」こそ人生を変えると信じています。**なぜなら、私たちの心身の健康は、腸内環境が左右していると言っても、過言ではないからです。

腸といえば、消化・吸収し、便を作る場所と考えている人が多いと思いますが、それだけではありません。腸は血液の質を決める、体の要ともいえる臓器です。よって腸内環境が悪いと、作られる血液はドロドロと質の悪いものに。逆に腸の状態が良好であれば、サラサラとした質のよい血液が全身の細胞に行き渡るため、肌がきれいになる、疲れにくくなる、冷えやむくみ、肩こりや頭痛などのあらゆる不調が改善されます。何より、代謝が上がるため、脂肪がきちんと燃焼され、全身がすっきりと軽くなっていくことでしょう。私は日々、便秘外来で患者さんを診察していますが、3〜5kgほど減量されている方を多くみています。

では健康な腸を手に入れるためには、どうしたらいいのでしょうか。そのカギは「自律神経」にあります。というのも、腸の働きをコントロールしているのは「脳」ではなく「腸」。いわば〝司令塔〟である自律神経がバランスを崩すと、その支配下にある腸の働きが悪くなり、便秘などのあらゆるトラブルを引き起こしてしまうのです。もうお分かりいただけたでしょうか？**自律神経を整えることこそ、腸内環境を整える最大の近道なのです。**

本書で紹介する「腸活」のメソッドは、食事で体の内側から腸を磨くことはもちろん、この自律神経のバランスを整えて美腸を目指していくものです。自律神経と聞くとハードルが高く感じるかもしれませんが、心配しないでください。ご紹介するメソッドは、**①朝コップ1杯の水を飲む　②大根おろし＋ヨーグルト　③大さじ2杯のオリーブオイル　④簡単腸活ストレッチ** ——のたった４つ。しかも、実践するタイミングは朝だけ。１日のリズムを作る「朝」に行えば、その日１日の自律神経が整い、腸の機能が高まるので、昼と夜は普通に生活していただいて大丈夫です。

ひとつひとつは簡単ですが、それでもあたらしいことを始めるのは億劫《おっくう》ですから、すべてを完璧にやろうと思わなくてかまいません。ルールを守らなくては！と思うことは、ストレスにつながり、自律神経を乱す原因となるからです。まずは「やれることをやってみよう！」と気楽な気持ちで始めてください。

「朝だけ腸活ダイエット」をきっかけに、みなさんの腸内環境が整い、健康な心と体、そしてスリムな体型を手に入れられることを願っております。

腸活で、2週間後あたらしい自分に！

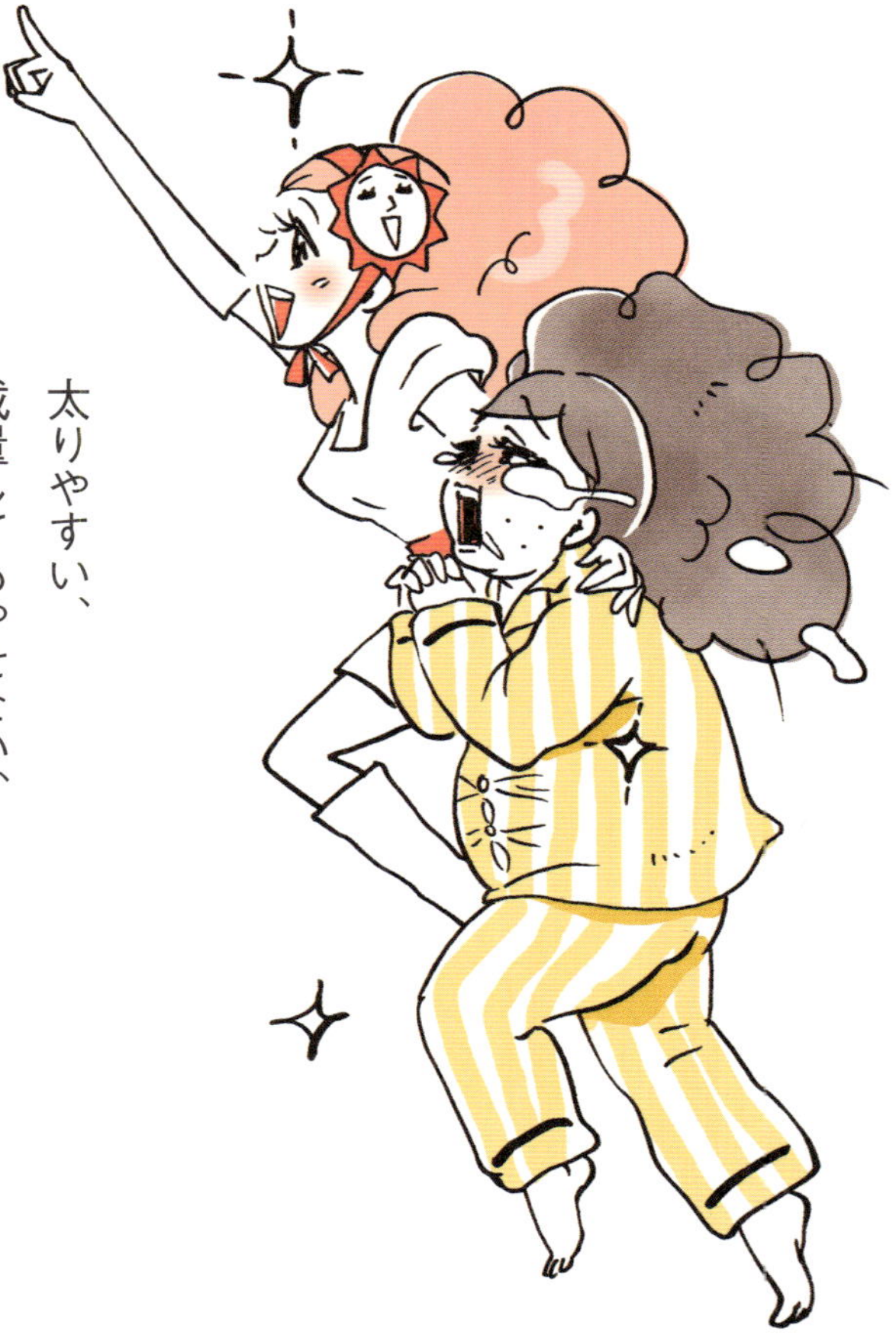

太りやすい、
減量してもやせない、
下腹がポッコリする……。
女性を悩ます問題を、まとめて改善してくれる
「朝だけ腸活ダイエット」。
朝時間に4つのメソッドを実践するだけで、
みるみる腸が美しく！
2週間で、十分効果を実感できますよ！

腸が変わればやせる！

腸の働きがよくなると、
腸内で吸収した栄養素が全身の細胞に
スムーズに行き渡るため、代謝がアップします。
また腸内環境が整うと、必然的に便秘も改善。
それまで腸内にたまっていた
老廃物（＝宿便）が排せつされるので、
ポッコリ下腹もすっきり！

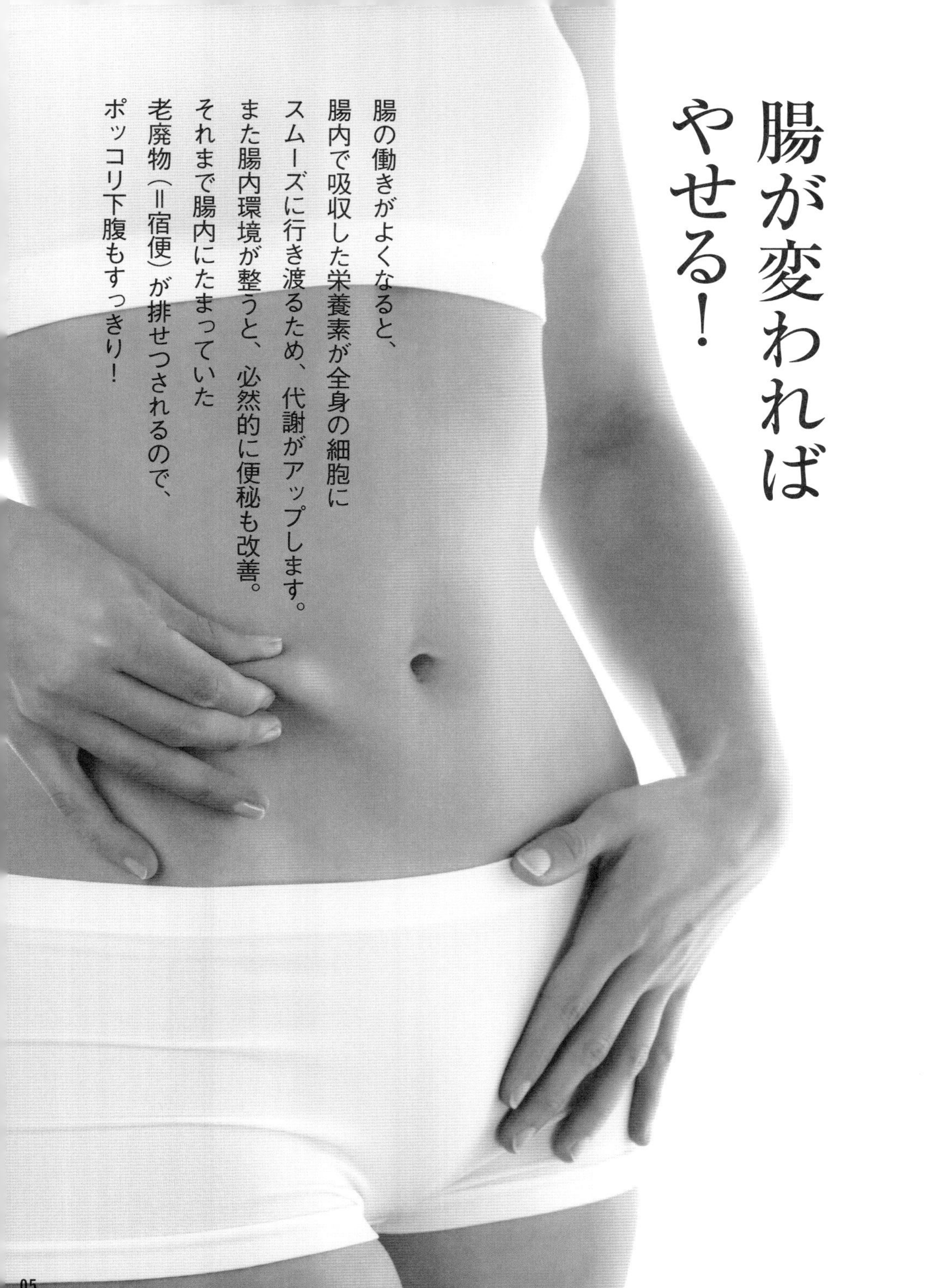

腸活って？ たった4つの簡単メソッド！

① コップ1杯の水を飲む。

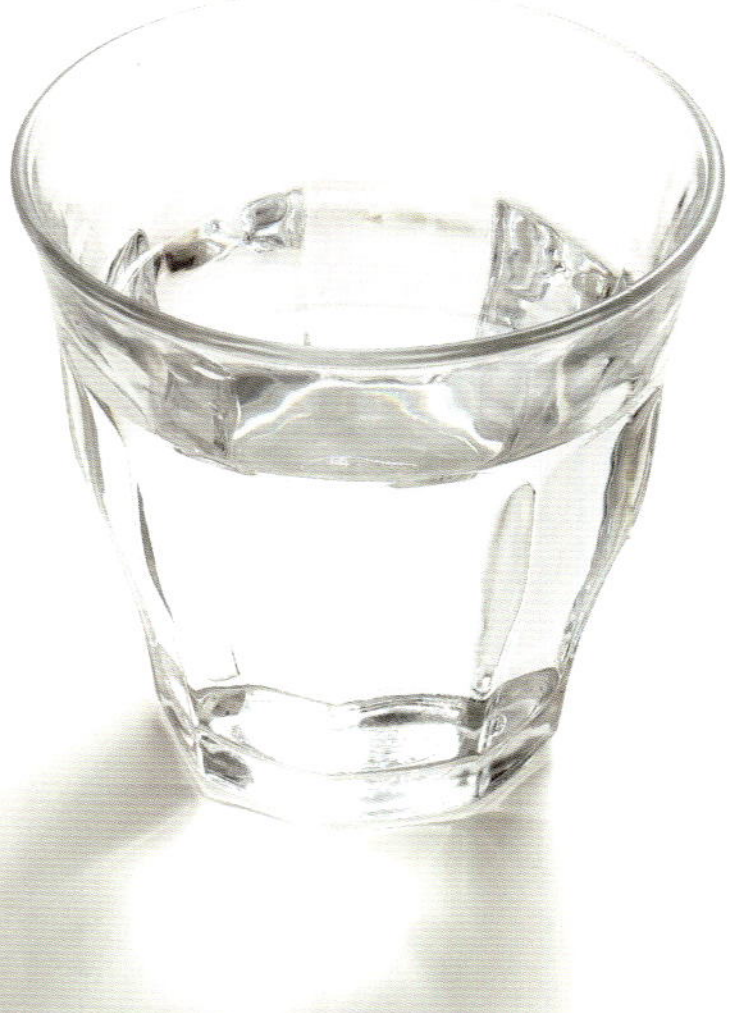

起床後水分をとると、その重みで腸が刺激され、ぜんどう運動が活発に！ 便が直腸の方へと送られ、自然とお通じがやってきます。

詳しくは ➡ 20ページ

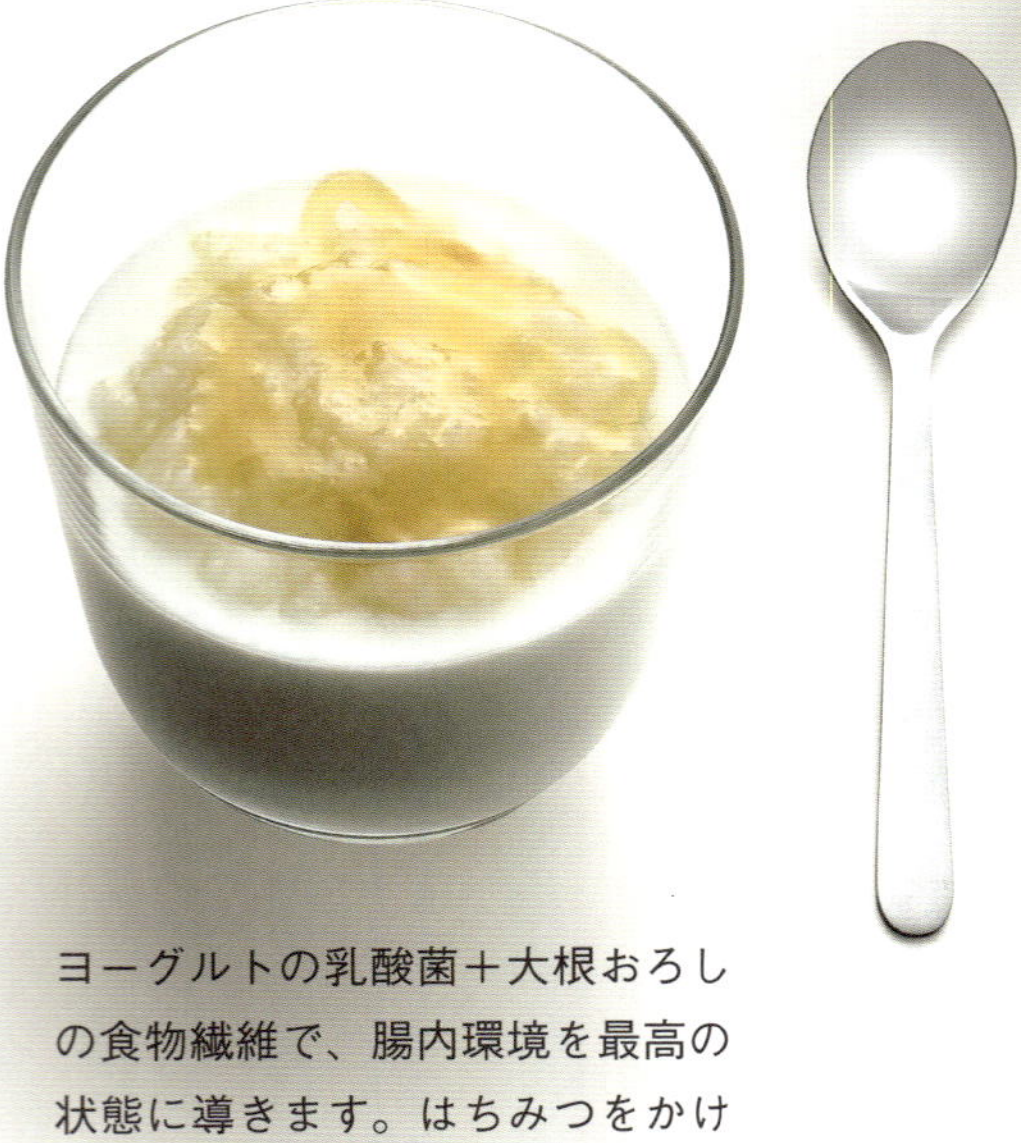

② ヨーグルトに大根おろしをかけて食べる。

ヨーグルトの乳酸菌＋大根おろしの食物繊維で、腸内環境を最高の状態に導きます。はちみつをかけて食べると、効果はさらにＵＰ！

詳しくは ➡ 24ページ

③ オリーブオイルを大さじ2杯飲む。

便秘解消には、適度な油分の摂取が不可欠。便の滑りをよくする「潤滑油」の役割を果たし、スルッと出しやすい状態にしてくれます。

詳しくは ➡ 32ページ

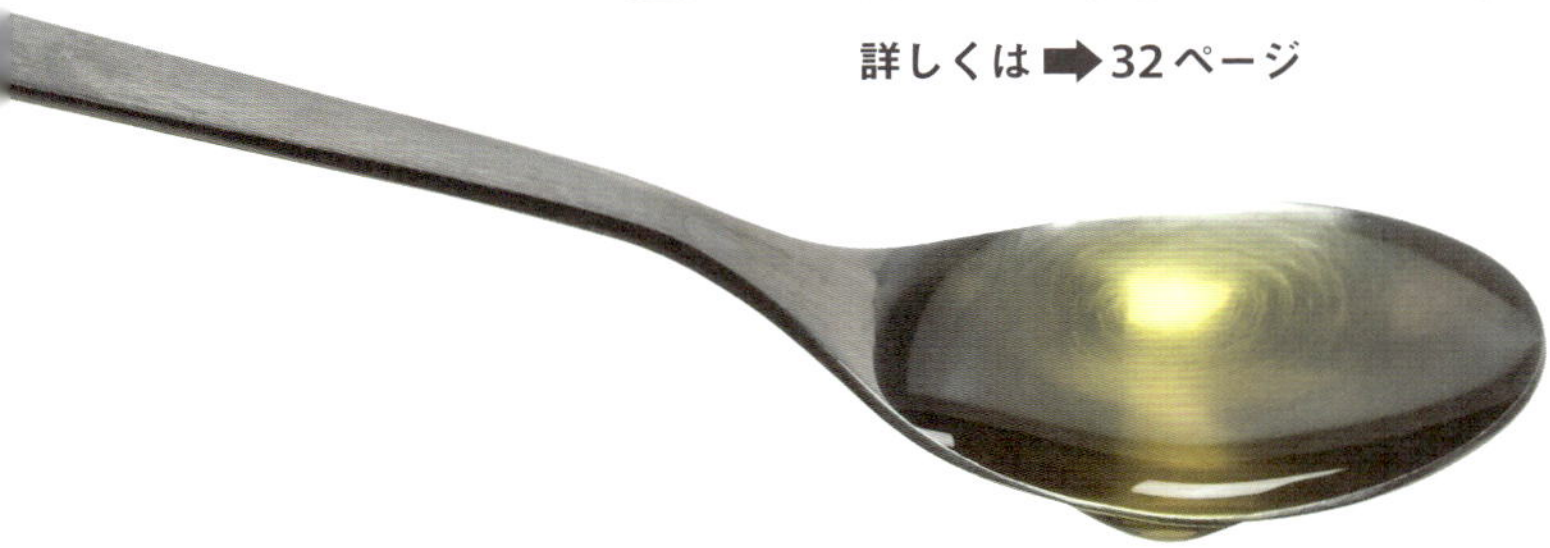

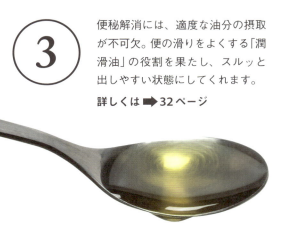

④ 朝だけ腸活ストレッチ。

すっきり快便を実現するには、腸のぜんどう運動を促すストレッチや、便がたまりやすいポイントを刺激するマッサージが効果的。

詳しくは ➡ 34ページ

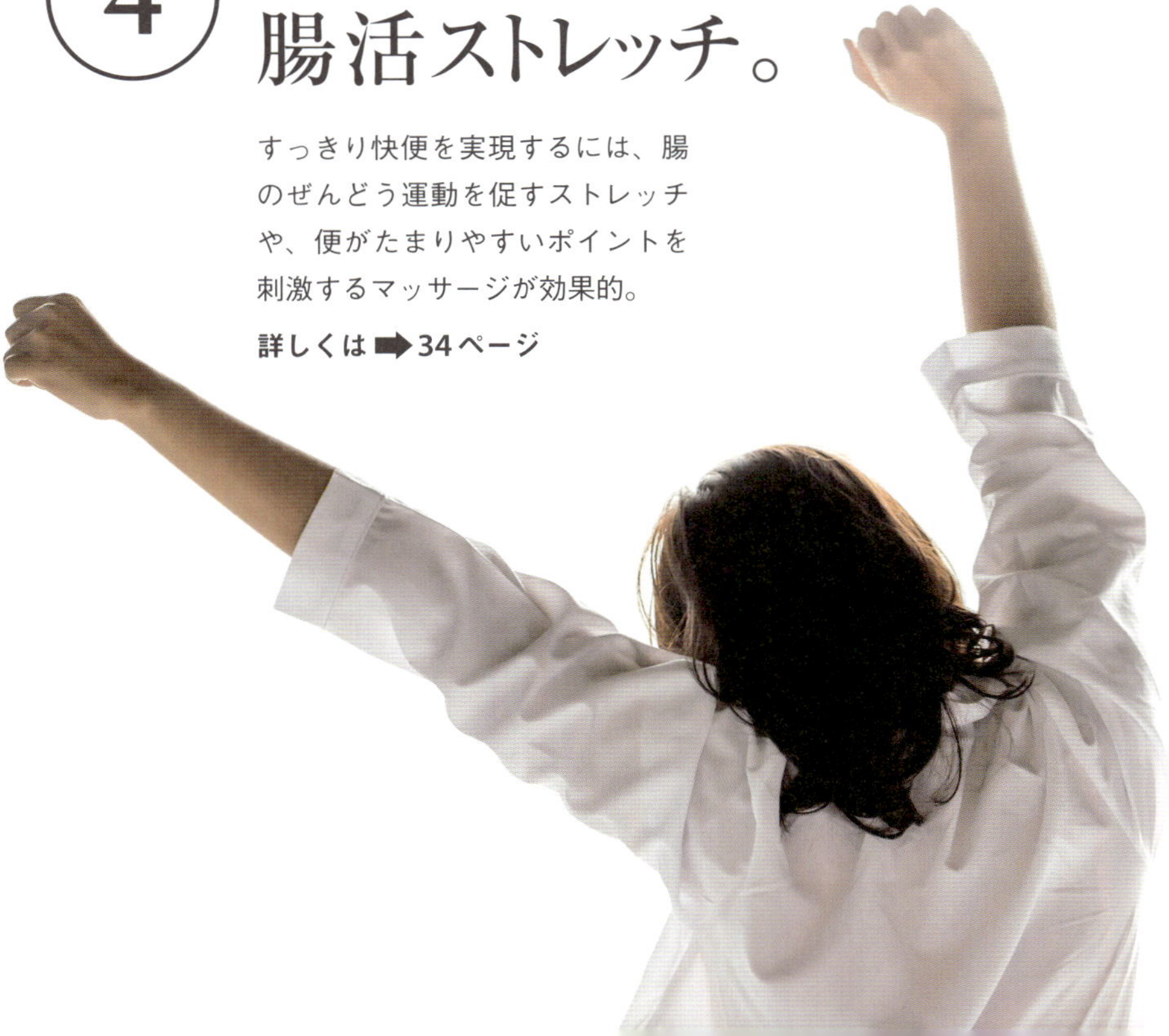

しかも腸活は、やせるだけではありません！

腸は、食べ物を消化・吸収し、
全身にエネルギーの源（栄養）を送る
「体の要」ともいえる臓器です。
その腸がきれいになれば、
自然とやせるのはもちろん、
肌がきれいになる、疲れにくくなるなど、
いいことずくめ。
あなたを悩ます、あらゆる不調が改善します！

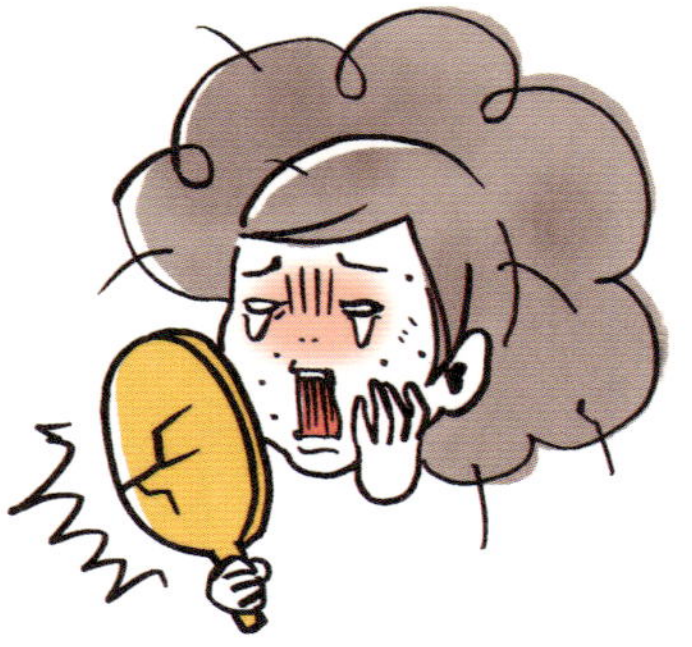

肌荒れ

腸の状態が良好だと、質のよいきれいな血液が全身の細胞に行き渡り、肌トラブルが改善。肌だけでなく、髪のツヤもアップします。

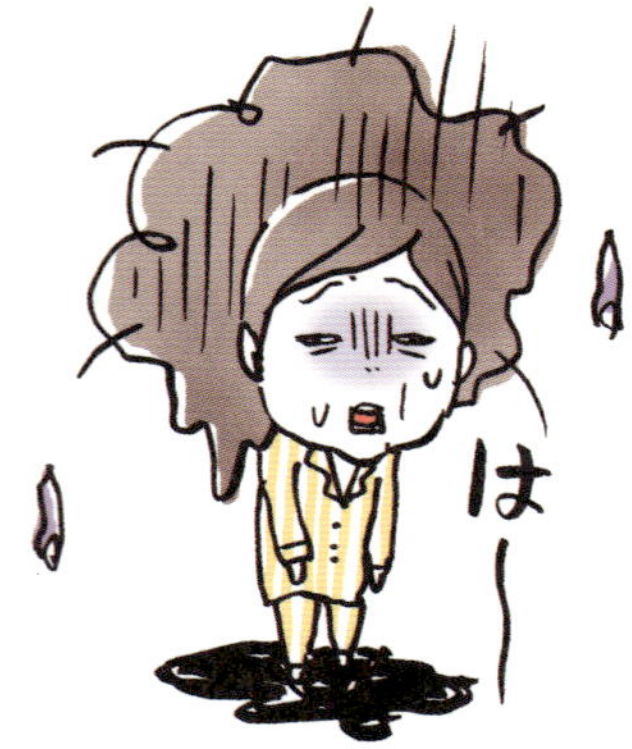

ストレス

腸は幸せホルモン「セロトニン」の製造工場。腸内が整うと、セロトニンの分泌量が増えるため、精神的に安定。ストレス緩和にもつながります。

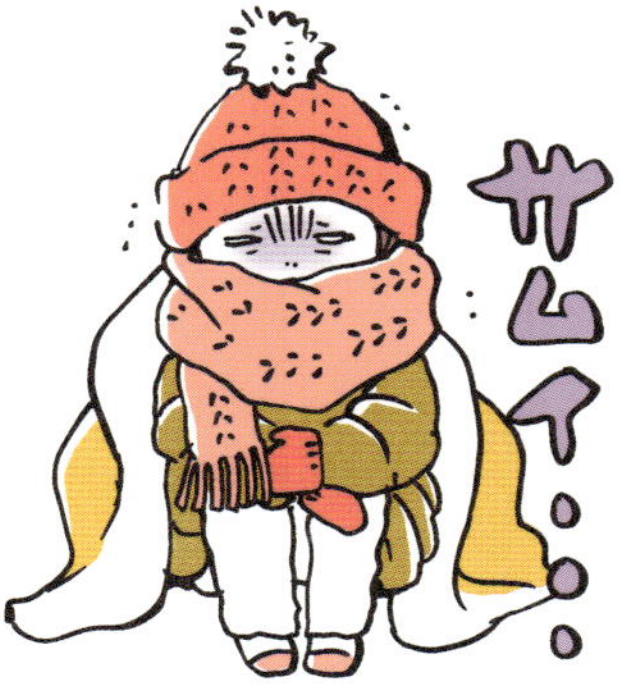
サムイ…

冷え性

便秘が改善すると、便によって圧迫されていた腸内の血管がリリースされ、血流がアップ。結果、手足の冷えが改善されやすくなります。

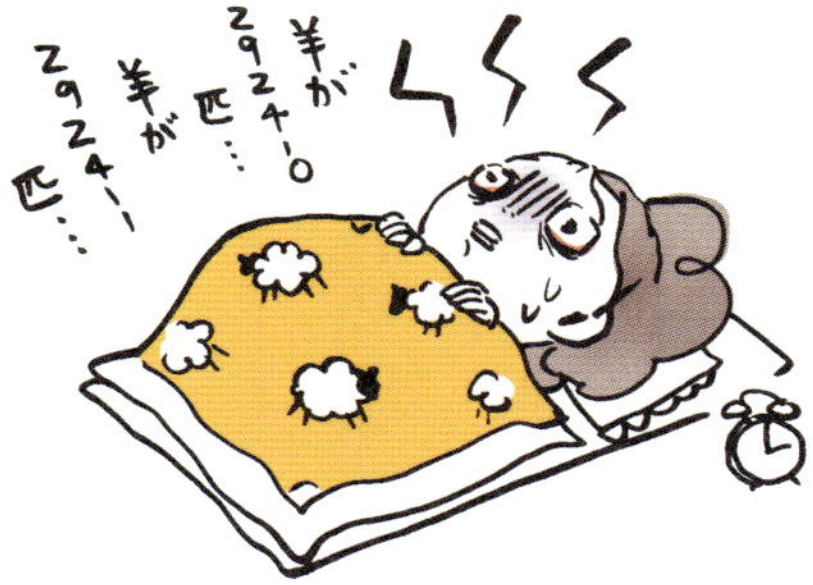
羊が292410匹…
羊が292411匹…

不眠

腸が正常に働くと、睡眠を促す「メラトニン」がスムーズに分泌。自律神経のバランスも整うため、睡眠の質がアップします。

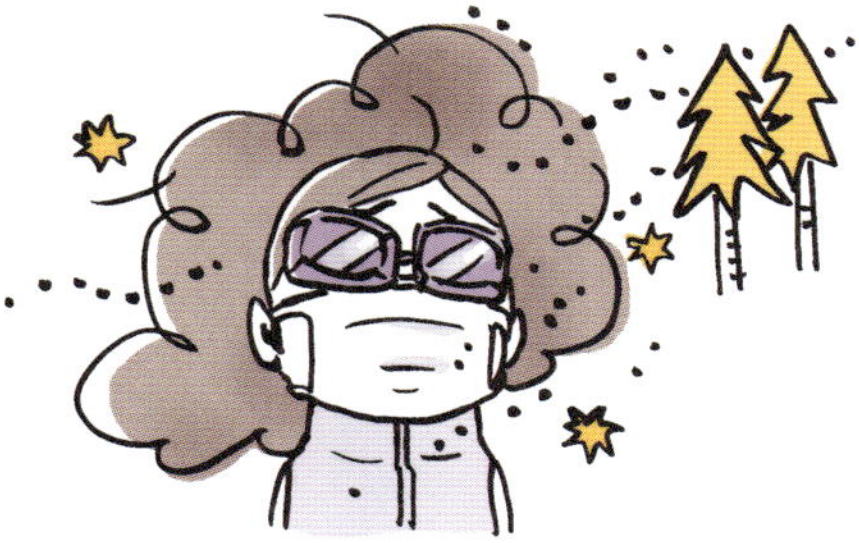

花粉症

腸には、免疫細胞の約6割が存在します。腸内環境がよくなると、免疫システムが正常に働くため、アレルギー症状も出にくくなります。

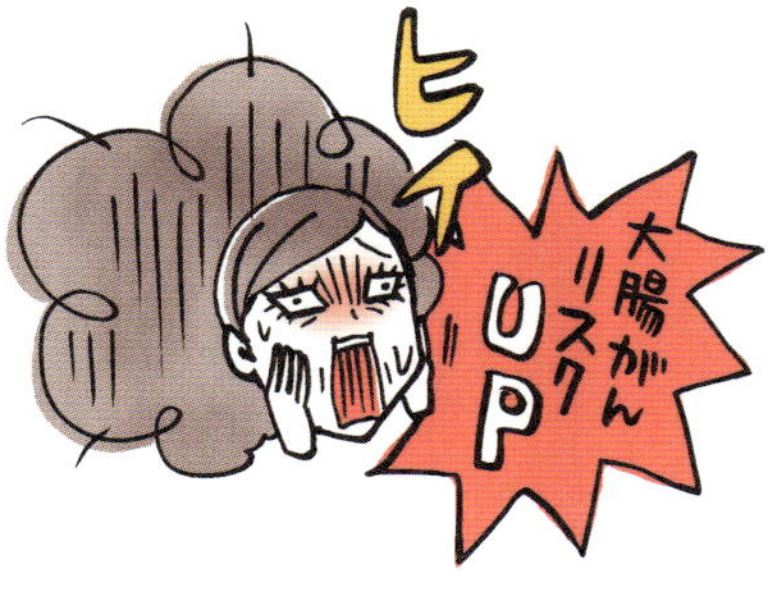
ヒィ
大腸がんリスクUP

大腸がんリスク

便秘などが原因で腸が炎症を起こすと、がん細胞が作られる可能性が高まります。腸を整えることは、大腸がんのリスクを軽減することに。

朝だけ腸活ダイエット

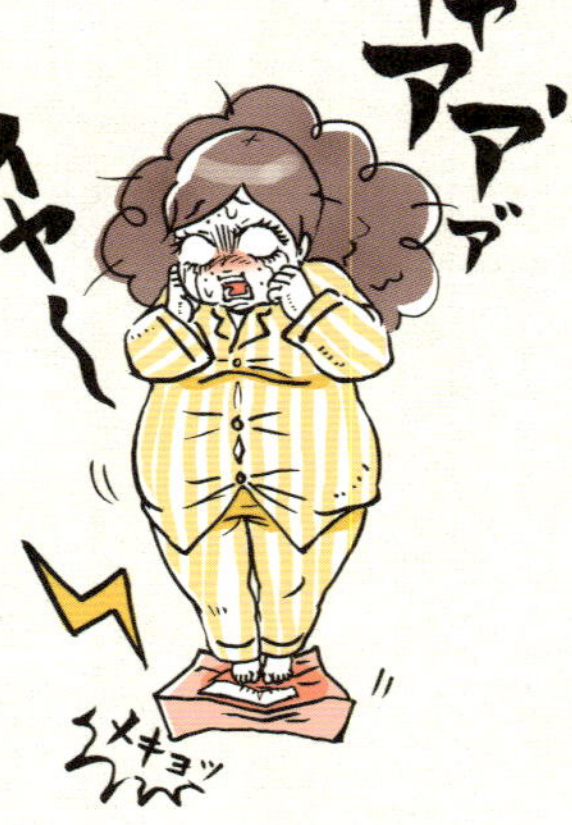

CONTENTS

PART.2

PART.3

※本書掲載商品の価格は税込価格で表示しています（2015年12月時点）。

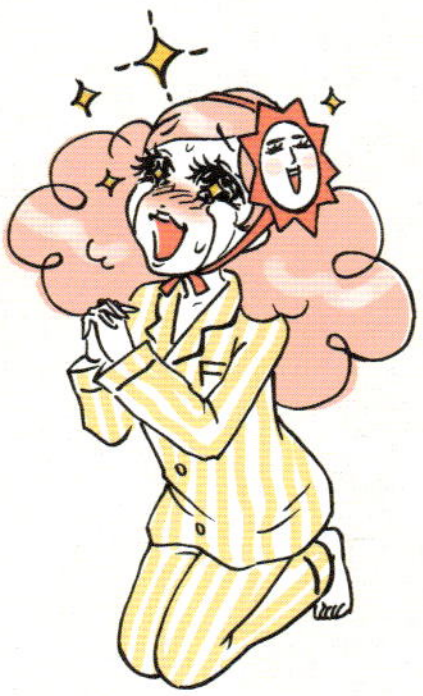

PART.1

たった2週間で腸からやせる！これが、朝だけ腸活ダイエット。

さあ、さっそく「朝だけ腸活ダイエット」の解説を始めます。

とはいえ、まずは肩の力をぬいて、気負わず読み進めましょう。

腸活の４メソッドは、どれもすぐできる簡単なものばかりですが、

完璧に行おうと意気込む必要はありません。

そのプレッシャーはストレスの元になって、腸には逆効果。

まずは、取り入れやすいもの、１つ試すだけでも、効果を実感できるはずです。

腸が変われば、ダイエット効果はもちろん、身も心も美しく健康に変わります。

今、あなたはどんな自分へと変わりたいですか？

目指す姿を思い描いてみましょう。

そして、理想へと近づいていく過程を、どうぞ楽しんでください。

腸は、あなたを裏切りません。

腸活で、いくら食べても太らない体を手に入れよう！

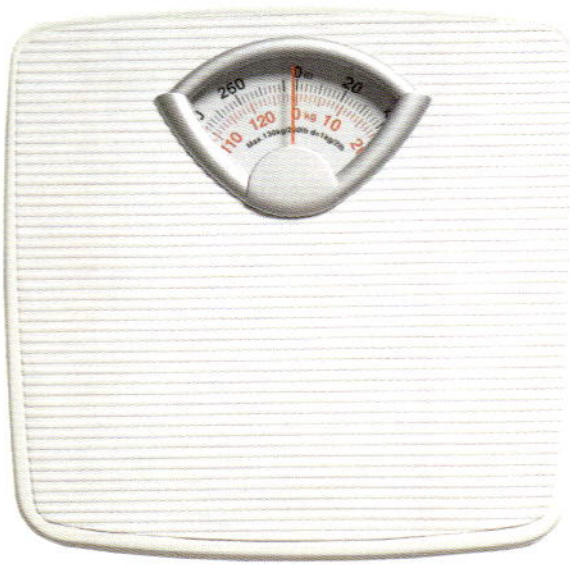

腸の機能が上がると、全身の代謝がアップする！

腸内環境が整うと、多くの人が3キロほど自然とやせていきます。今まであらゆるダイエットに挑戦して成果が出なかった人も、例外なく減量に成功しています。

そもそも腸は、消化と排せつを行うだけではなく、食べ物から栄養を取り込み、血液の質を決定する器官でもあるのです。その血液は、全身の細胞に栄養を運ぶのですが、便秘などで腸の機能が弱まっていると、ドロっとした血液しか作られず、細胞が嫌がって栄養の取り込みを拒否！　そうして行き場をなくした栄養は、細胞周辺にある脂肪にため込まれ、皮下脂肪、内蔵脂肪になってしまうのです。

一方、腸内がきれいだと、サラサラの質のよい血液にのって、栄養素が全身の細胞に効率よく運ばれます。栄養の受け渡し＝代謝がうまくいくので、脂肪を燃焼する力も高まるというわけです。そして腸内環境が整うと、お通じも改善。便秘症の人は、それまで腸内にたまっていた宿便が排せつされるので、ポッコリ下腹もすっきりすることでしょう。

体が軽くなれば自然と活動的になり、運動量もアップします。すると便意が促されて、さらに腸内環境はよくなるという好循環に。そうして「いくら食べても太らない！」体質を手に入れることができるのです。

腸の役割ってこんなに大切

消化と排せつだけではなく、食べ物の栄養素を体に取り入れるのも腸の役目。その栄養は血液の成分になるので、腸が変わると血液の質までも変わるといえるのです。

食べ物を
消化
栄養素に転換する。

→

栄養や水分を
吸収
取り入れる。

→

のこりカスを
排せつ
便として出す。

↓

栄養分が肝臓に送られて血液の成分に。

腸は全身の血液の源！

腸活ダイエットでやせるメカニズム

美腸になると、全身を巡る血液の質が向上します。すると、代謝が上がって脂肪燃焼力アップ！　これが腸活ダイエットでやせる理由です。宿便解消効果も大きいですね。

腸内環境が悪い時

ドロドロ血
「吸収」がうまくいかず
脂肪として蓄積。

便秘
「排せつ」できず
たまっていく。

↓

太る…

「朝だけ腸活ダイエット」で美腸になると…

血がきれいに！
体内の細胞が活発に活動。
エネルギー代謝アップ！

便秘解消！
宿便が出る。
もうため込まない！

↓

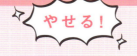

やせる！

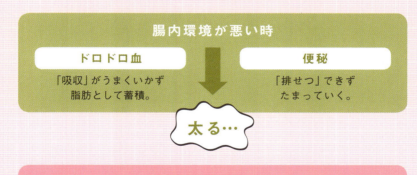

腸活を始める前に知っておきたいこと

どうして腸活は「朝だけ」でいいの？

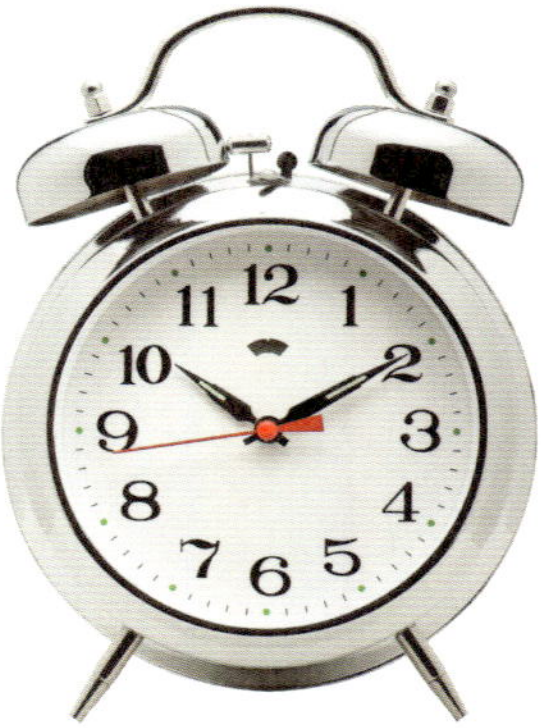

朝型の規則正しい生活こそ、美腸への第一歩

腸内環境を改善するには、呼吸や血液の循環に関わるライフラインの神経「自律神経」のバランスを整えることがとても重要です。

なぜなら、腸の働きは自律神経がコントロールしているため、乱れてしまうと、その支配下にある腸の働きが悪くなり、便秘などのあらゆるトラブルを引き起こしてしまうからです。自律神経には、行動を活動的にする「交感神経」とリラックス気分にする「副交感神経」があり、1日の中でリズムを持って動いています（左上図参照）。夜遅くまで起きていたり、朝バタバタと慌ただしく過ごしていては、両者の切り替えがうまく行われず、バランスを崩す原因になります。**自律神経のバランスを整えるには、朝型の規則正しい生活をすることが大切**です。これは「腸活」を行う上での大前提といえます。

朝日と朝食が体内時計を正常な状態に導く

「朝」に着目した理由は、他にもあります。人間の体には時間の流れを管理して、新陳代謝やホルモン分泌などを行う「体内時計」の機能が備わっています。これがきちんと働かないと、自律神経の乱れにつながり、腸の動きを停滞させてしまいます。では「体内時計」を正確に作

自律神経バランスの1日の動き

「交感神経」は朝から上がり始め、日中をピークに夜に向けて下降。「副交感神経」は、昼過ぎから上がり始め、夜中にピークを迎えるのが基本的なリズム。

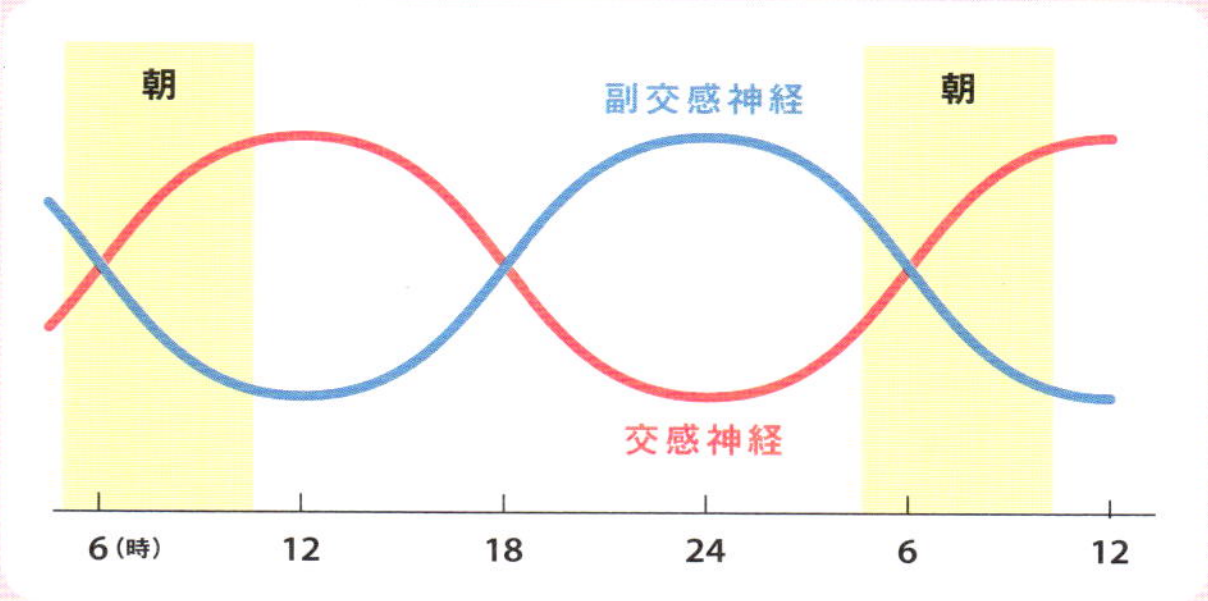

動させるためにはどうしたらよいのでしょう？　答えはすべて「朝の習慣」にあるのです。

すべきことはとてもシンプル。朝日を浴びること、そして朝食をとること。たったこれだけです。

「体内時計」を管理しているのは、細胞ひとつひとつに組み込まれている「時計遺伝子」というものなのですが、どんな人も1日25時間にセットされているため、実際の時間とは微妙にズレています。それが、朝日を浴びること、朝食をとることでリセット（調整）されるのです。

自律神経が整えば、一生モノの腸が手に入る！

朝の活動が適切であると、その日1日、体内時計が正常に働くようになるため、自律神経のバランスが整います。結果、腸の機能も高まり、スムーズな排便が促されます。また、夜は腸を動かす「副交感神経」がしっかり働いてくれるため、消化活動も活発になります。するとどうでしょう？　睡眠中に便がしっかり作られるため、翌朝、自然な便意が訪れるといった好循環も期待できるのです。

このように、元気な腸を手に入れるためには「朝時間」をどのように過ごすかがカギを握っています。これからご紹介するメソッドを実践すれば、一生モノの健康な腸を手に入れられること間違いなしですよ！

朝だけ腸活
ダイエット

4Step
簡単メソッド

あなたの腸へ、体の内と外からグッとアプローチする4つのステップ。時間のない朝でもすぐに実践できる、簡単なメソッドばかりです。

朝起きたら、まずは…

- ☑ 朝日を浴びる
- ☑ 体重計にのる

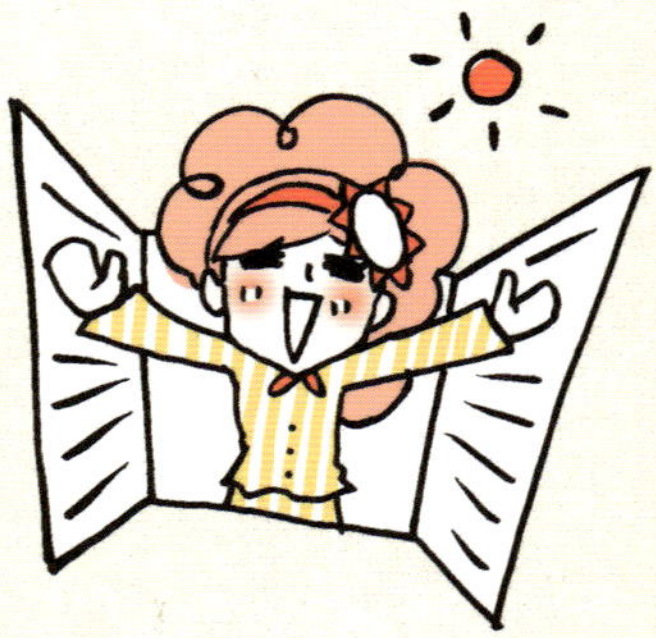

STEP
①
コップ1杯の水を飲んで腸のスイッチオン！

STEP 2

腸に効く朝食を食べる。
おすすめは大根おろし＋ヨーグルト！

STEP 3

大さじ２杯のオリーブオイルで、
スルっとお通じ。

STEP 4

起きて外出するまでの間に
簡単**腸活ストレッチ**。

たったこれだけ！ 次のページから詳しくお伝えします。

STEP 1

コップ1杯の水を飲んで腸のスイッチオン!

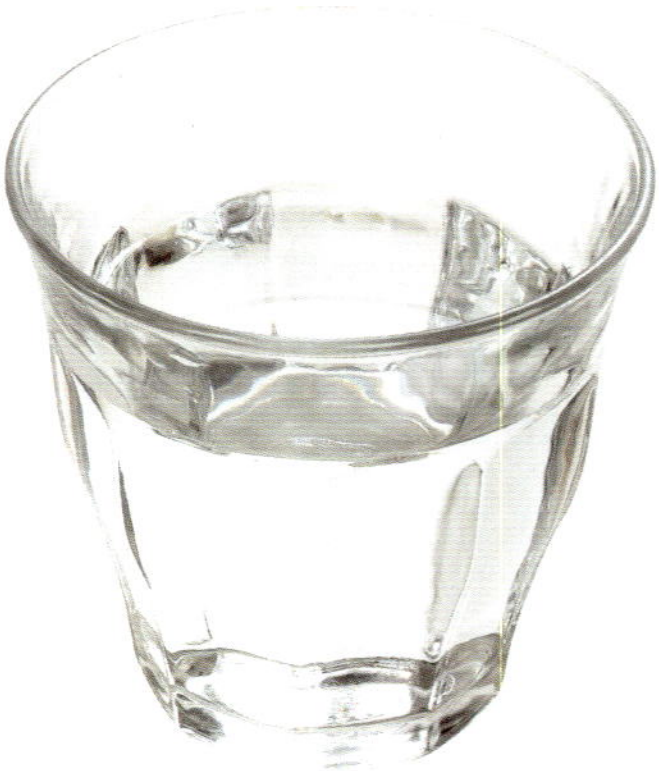

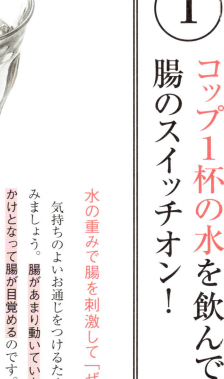

水の重みで腸を刺激して「ぜんどう運動」を促す

気持ちのよいお通じをつけるために、目覚めたらコップ1杯の水を飲みましょう。腸があまり動いていない朝に水を飲むことで、それがきっかけとなって腸が目覚めるのです。といっても、水分を直接腸に届けたいわけではありません。胃に水の重さが加わると、胃袋がその下にある大腸の上部を刺激(=胃結腸反射)します。すると腸の伸縮(ぜんどう運動)が活発になり、便が移動し、スムーズな排便につながるのです。

胃に水分を送り込むことが目的なので、飲み物の種類は問わず、何でもOKです。ポイントは一気に飲むこと。勢いよく飲んだほうが、胃結腸反射が起こりやすくなります。そのため温度も、一気飲みできれば温かくても大丈夫。もちろん腸に届けば、便を柔らかくしてくれるので、便秘の原因の1つである水分不足をフォローできるという利点もありますよ。また、昼や夜も食前に1杯の水を飲んでおくのがおすすめです。

コップ1杯の水で腸が動き出します！

コップ1杯の水を一気に飲むと、胃に加わった重みが大腸の上部を刺激して、腸がぜんどう運動を開始します。便を送り出すぜんどう運動は、あなたの腸内環境を左右する大事な働き。次のページでさらに詳しく解説します。

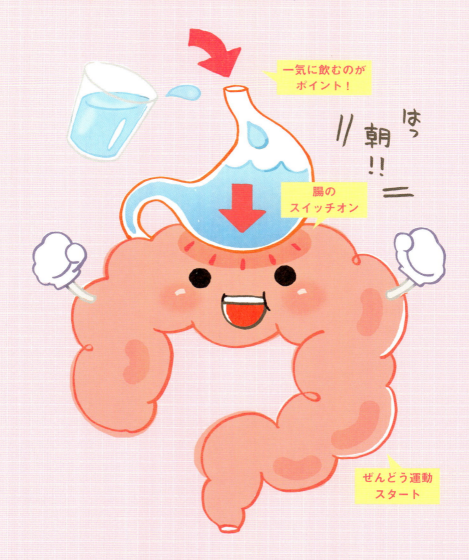

①

コップ1杯の水を飲んで
腸のスイッチオン！

便を送り出すぜんどう運動のスイッチを押そう！

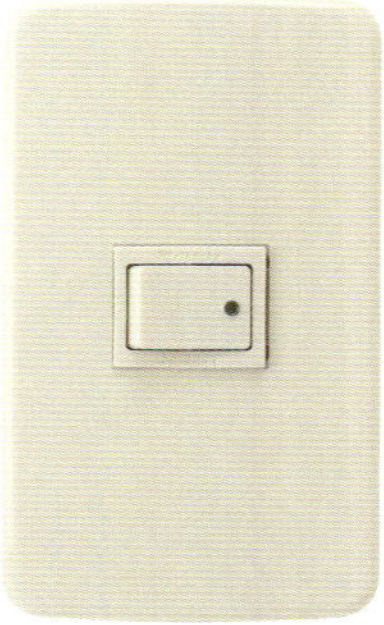

腸が動かないと、便は移動できない！

小腸、大腸を合わせると7メートル以上もある腸は、中に入ってきたものを移動させるために、伸び縮みをくり返します。この動きが「ぜんどう運動」です。

このぜんどう運動が低下すると、食べたものがなかなか進まず、その間に腸壁が便の水分を吸収してしまい、カチカチの便に。水分が不足した便は、排出が難しくなるため便秘がちになってしまうのです。

ぜんどう運動が起こらずお通じがこないと、お腹が張って苦しくなりますが、下剤などを使って便を排出するのは考えものです。というのも、強制的に腸を刺激して働かせていると「自分が動かなくてもいい」と怠けるようになってしまうからです。すると、**動かなくなった腸内には宿便がたまり、悪玉菌が増えて、腸内環境は悪化の一途をたどります。**

自然にぜんどう運動を起こすには、まずは「下剤に頼らなくても動く腸」を作らないといけません。そのためには、薬を飲まない日を設けて慣らしていくことが重要。そこで有効なのが、朝コップ1杯の水を飲むことです。水を飲めば、胃と結腸に反射が起こり、腸が動き出し、ぜんどう運動が活発になるのです。そのほか、腸の動きを促すストレッチや朝食をとることなども、ぜんどう運動を促すスイッチとなるでしょう。

腸内環境はぜんどう運動に左右される！

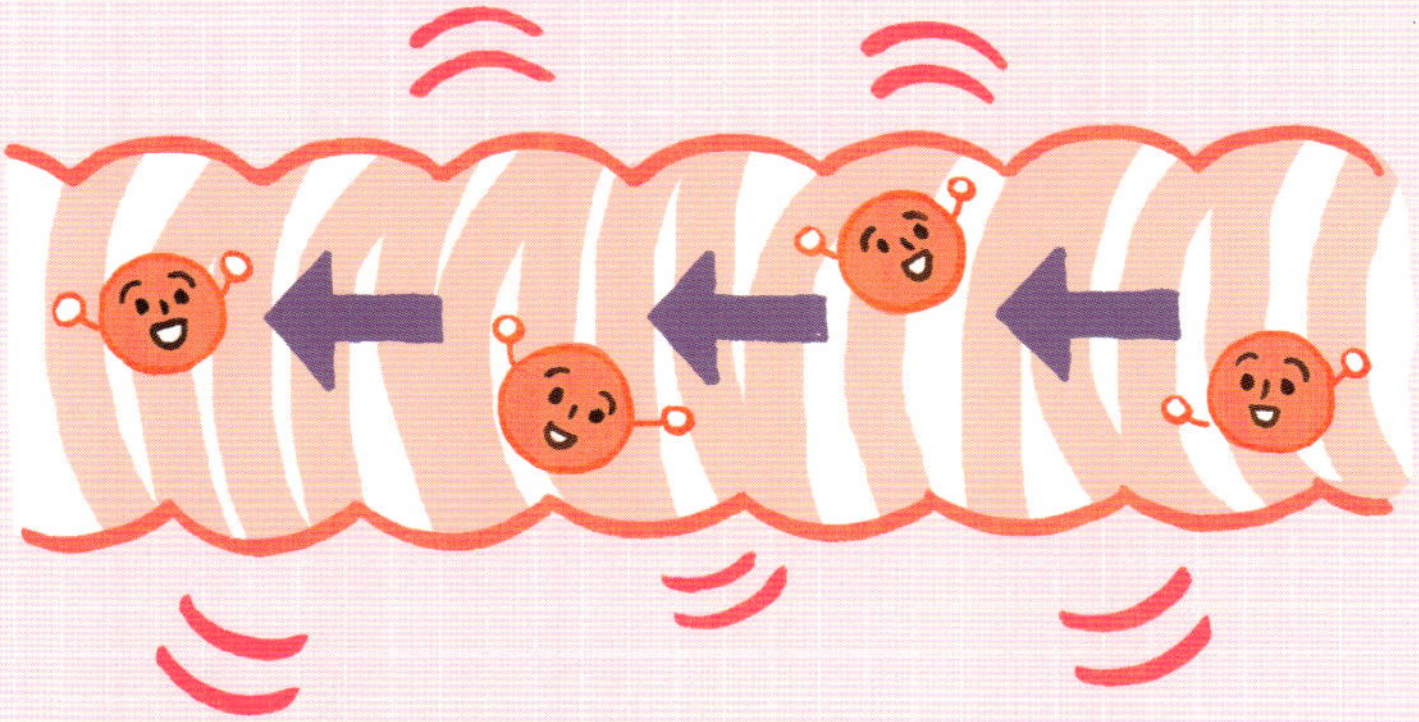

スムーズなぜんどう運動で腸内環境も良好に！

ぜんどう運動が活発だと、消化・吸収も排便もスムーズに。すると、腸内細菌のバランスが整い、腸内環境はどんどん良好になっていきます。（腸内細菌について詳しくは27ページ）

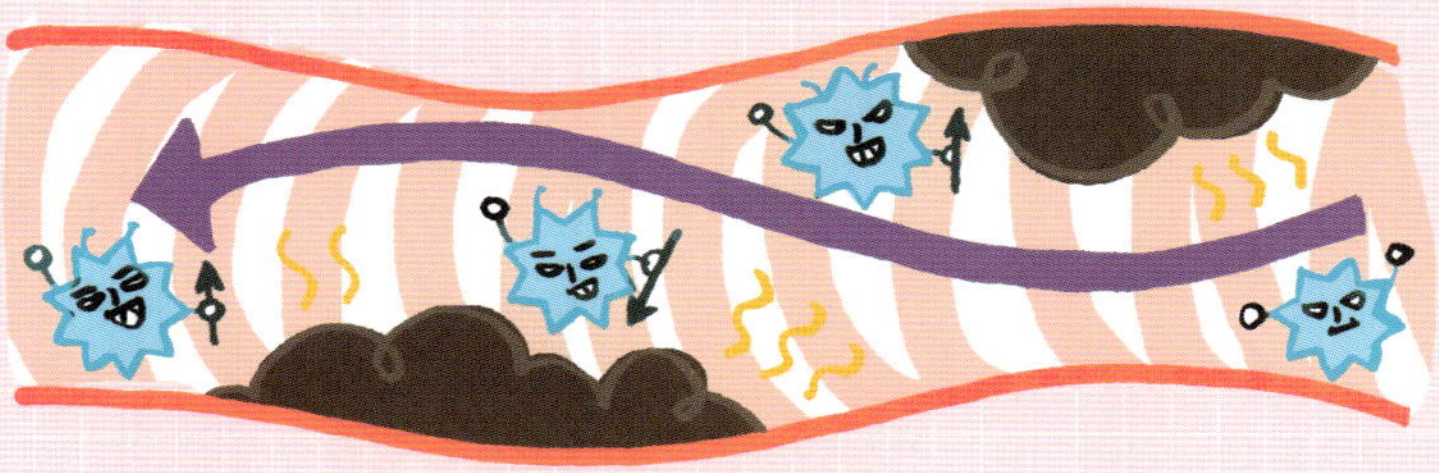

ぜんどう運動がうまくできないと腸内環境はどんどん悪化！

ぜんどう運動がうまくできない腸内では便が滞留して宿便に。すると、腸はますます動きにくくなり、滞留便が異常発酵して毒素が発生し悪玉菌が増加。腸内環境の悪化は止まりません。

ぜんどう運動は副交感神経が優位な状態で活発に！
「朝だけ腸活」の実践で自律神経のバランスを整えましょう。

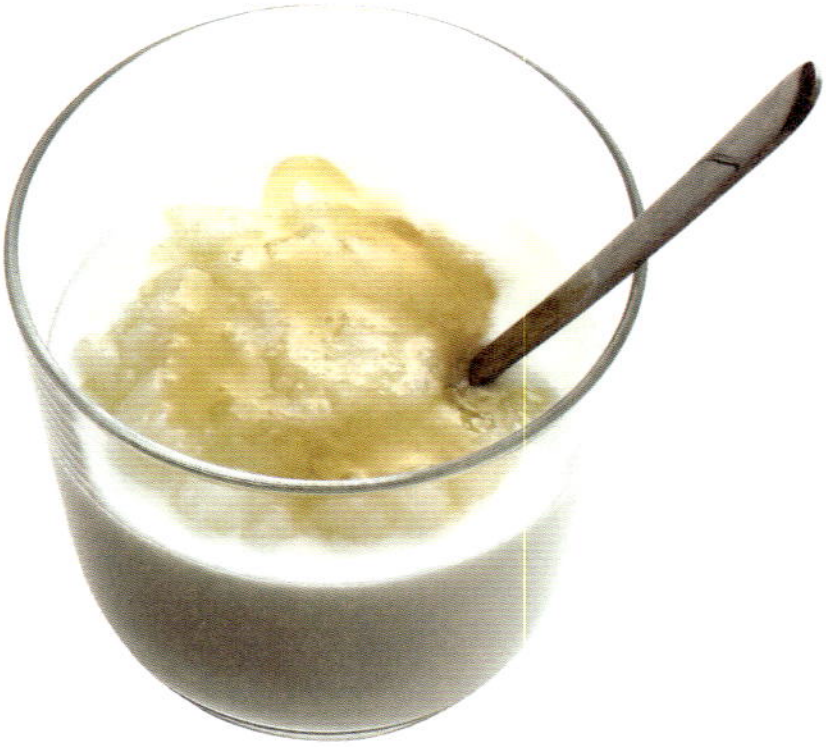

STEP 2

腸に効く朝食を食べる。おすすめは大根おろし+ヨーグルト!

ヨーグルトと食物繊維は、美腸に導くゴールデンコンビ

朝食は「時計遺伝子」を調整するだけではなく、自律神経のスイッチを押すという役割もあります。**食事をとることで、お休みモードの副交感神経優位な状態から、朝の活動モードへと切り替えてくれるのです。**そうして自律神経が整うと、腸のぜんどう運動が活発になり、排便が促されます。また、最新の研究では「朝食を抜くと昼食後の血糖上昇を招く」と発表されるなど、健康面での重要性も証明されているので、ぜひとっていただきたいもの。バナナ1本でもよいのですが、せっかく食べるのであれば、美腸づくりにより役立つものを食べるのがかしこい選択です。なかでもおすすめが、「大根おろし+ヨーグルト」。分量の目安は、ヨーグルト200g、大根おろし大さじ2、はちみつ大さじ2。乳酸菌を多く含むヨーグルトに、水溶性の食物繊維が豊富な大根おろしを加えれば、最強の整腸作用を期待できますよ。

大根おろしヨーグルトの効果

ヨーグルトのビフィズス菌は、水溶性の食物繊維ととることで、腸内で働きやすくなります。はちみつに含まれるオリゴ糖も、善玉菌の増殖をサポート！

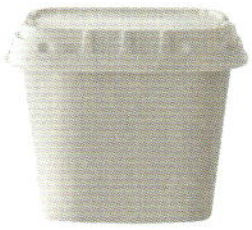

ヨーグルト＝乳酸菌

善玉菌をサポート！

腸に届くと、大腸菌などの「悪玉菌」の繁殖を抑制し、「善玉菌」を増やす。腸内で「善玉菌」が優勢になると腸の機能がアップ。消化吸収が促されるため、便秘や下痢の改善にも効果大。

＋

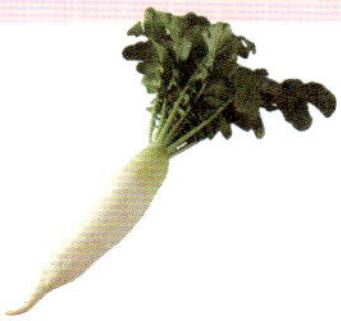

大根おろし＝水溶性食物繊維

便の水分を増やしてやわらかく

水に溶けるとゲル状になり、便の水分を増やしてやわらかくする。また腸内で善玉菌のエサになって、腸内環境を整え、血糖値の上昇やコレステロールの増加を抑える働きもある。

and

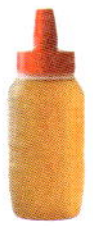

はちみつ

はちみつに含まれるオリゴ糖が、善玉菌のエサに。

②

腸に効く朝食を食べる。

乳酸菌プラス発酵食品で、腸内環境エリートに！

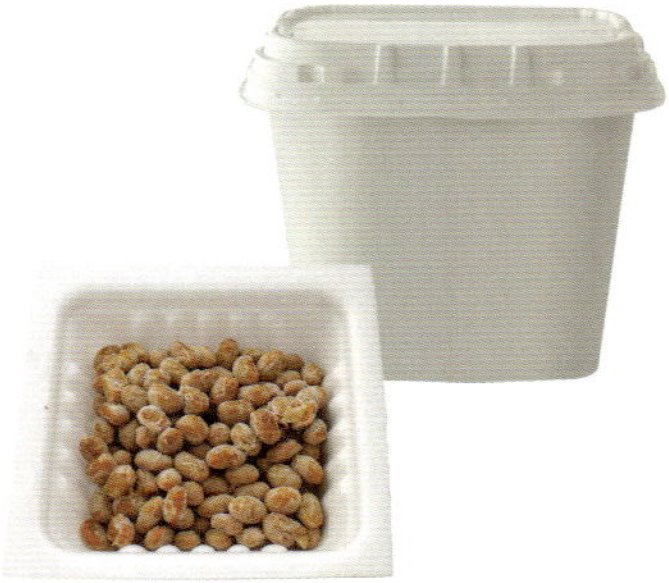

善玉菌を力強くサポートして、腸内フローラを整える

先ほどヨーグルトには、整腸作用があると言いましたが、乳酸菌には「腸内フローラ」を整える効果もあります。「腸内フローラ」とは、大腸内の細菌バランスのこと。腸の中には２００種類以上、実に５００兆個以上もの腸内細菌が棲みついていますが、それらのバランスがベストだと腸内でお花畑のように見えるため、この名がつきました。

腸内細菌は「善玉菌」と「悪玉菌」、そして強いほうに加勢する「日和見菌」の３つに大きく分けられて、その比率は大体２：１：７です。しかし、便秘などで腸内環境が悪くなると、日和見菌が悪玉菌の味方につき、様々な不調をもたらします。もうお分かりでしょうか？ 腸の健康のためには最大勢力の日和見菌を味方につけ、腸内を善玉菌優勢にすること。そこで、力を発揮するのが乳酸菌です。乳酸菌は、悪玉菌の繁殖を抑え、腸内フローラ（腸内細菌のバランス）を整えてくれるのです。

乳酸菌を多く含む代表的な食品といえば、ヨーグルトのほかにも、チーズ、納豆、キムチ、お漬物、味噌などの発酵食品です。乳酸菌は生命力があまり強くなく、便となって体外に出てしまうので、継続してとることが大切です。毎日の食事にプラスして、腸内環境を高めるよう働きかけましょう。

腸内細菌をベストバランスに

腸内では常に、腸内細菌の善玉菌と悪玉菌が戦っています。ですので、腸内環境エリートになるには善玉菌優位の状態にもっていくことが大切です。そこでポイントとなるのが、どちらでもない「日和見菌」を善玉菌の味方につけてしまうことなのです。

これがベストなバランス！

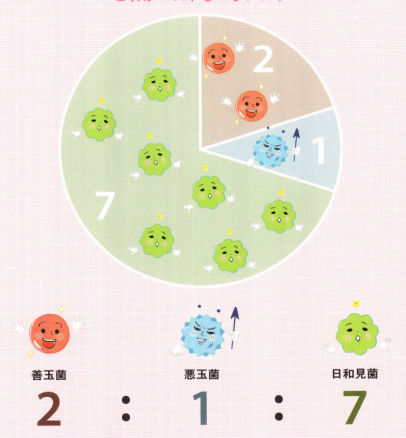

善玉菌

2

：

悪玉菌

1

：

日和見菌

7

腸のぜんどう運動を活発にして消化吸収を助け、自然な排便を促したり、免疫力を高めたりしてくれます。

ビフィズス菌、アシドフィルス菌、ガゼリ菌――など

腸のぜんどう運動を鈍くして消化吸収を弱め、腸内で炎症を起こしたり、毒素や発がん物質を作ってしまいます。

大腸菌、ウェルシュ菌、ブドウ球菌――など

その名の通り「日和見」で、中立的な立場をとる腸内細菌。善玉菌が優位な時には善玉菌の味方ですが、悪玉菌が優位な時には悪玉菌側に寝返ります。

乳酸菌・発酵食品はどんな食材？

腸内でがんばる善玉菌をサポートして、腸内環境を整えてくれる乳酸菌・発酵食品を集めました。善玉菌は生命力があまり強くないので、これらの食材を毎日継続して食べるようにすることが大切です。こうして一覧で見ると、私たちの日常になじみ深い食べ物ばかりなことに気づくでしょう。日々取り入れることも、そこまで難しいことではありませんね。

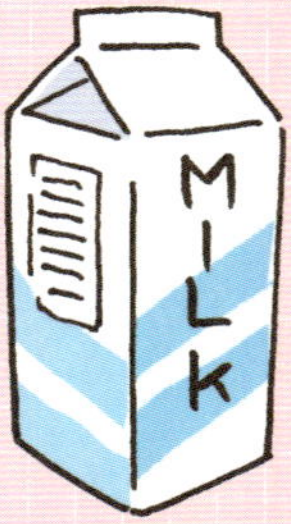

牛乳

牛乳に含まれる乳糖は善玉菌のエサになる。人によってはお腹をくだす場合もあるので要注意。

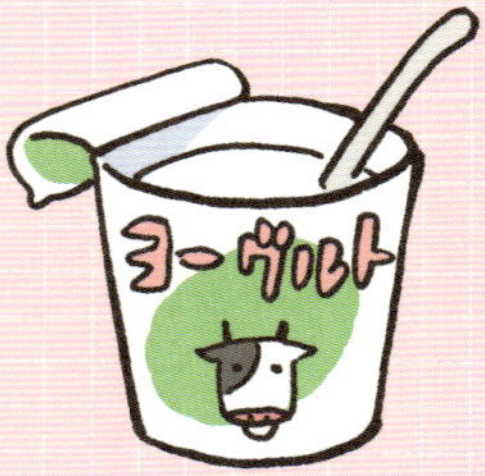

ヨーグルト

牛乳を乳酸菌で発酵させた食品。はちみつなどのオリゴ糖をプラスしてとれば、さらに効果的。

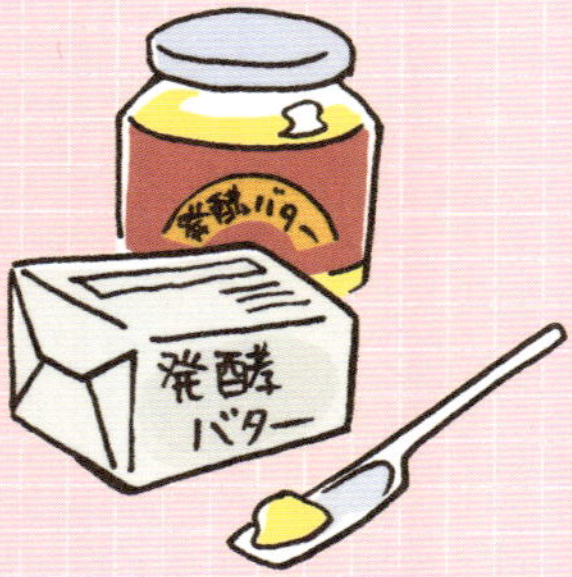

発酵バター

一般のものより、クリームを乳酸菌で発酵させて作るバターのほうが乳酸菌の含有率が高い。

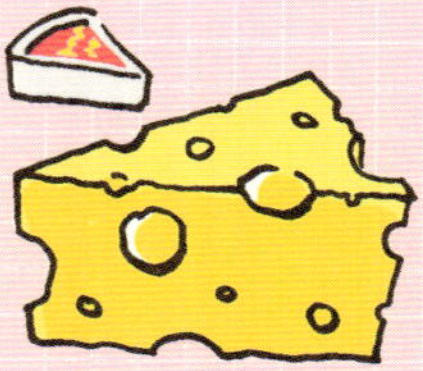

チーズ

加工しているプロセスチーズより、ナチュラルチーズのほうが乳酸菌の働きが高いので◎。

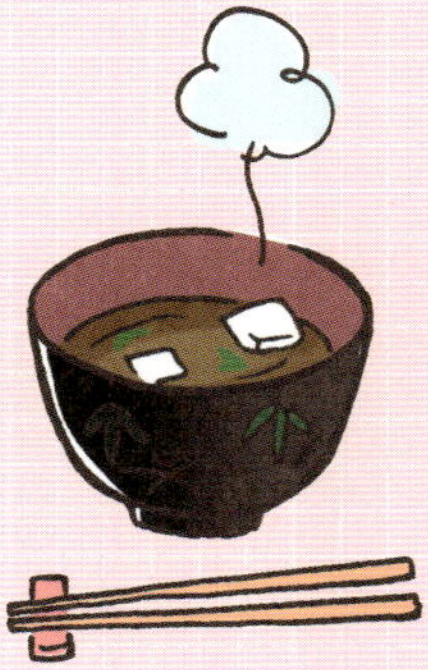

お味噌汁

乳酸菌＋善玉菌を増やすメラノイジンのW効果を期待！ 忙しい朝は即席の味噌汁を利用しても。

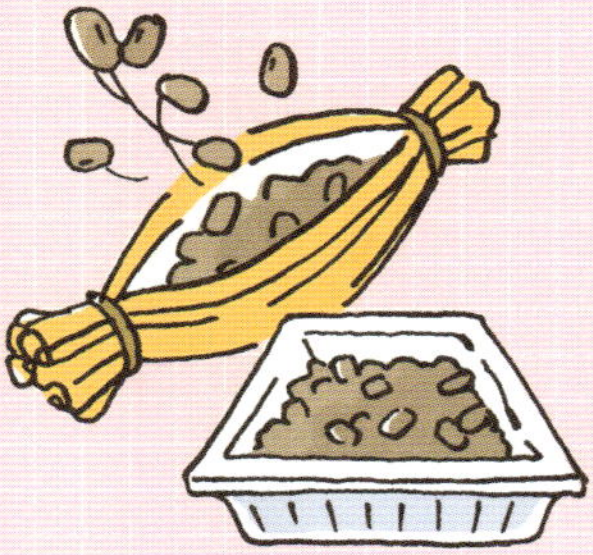

納豆

納豆菌は、腸内の善玉菌をサポートすると同時に、悪玉菌の繁殖を抑える働きがある。

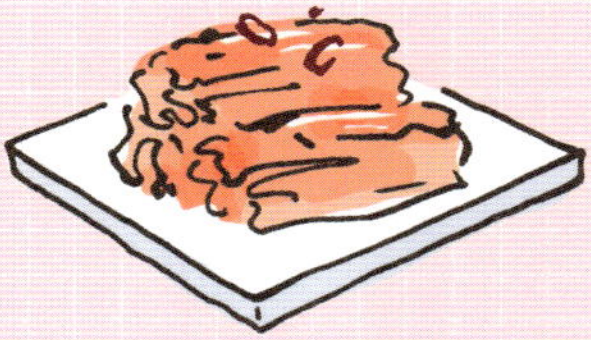

キムチ

アミの塩辛など動物性の材料も使うことから、含まれる栄養や乳酸菌も多彩！

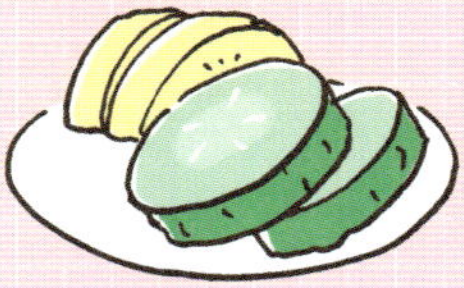

漬物

漬物に含まれる植物性の乳酸菌は、胃酸に溶けにくく、腸へ届きやすいという特徴アリ。

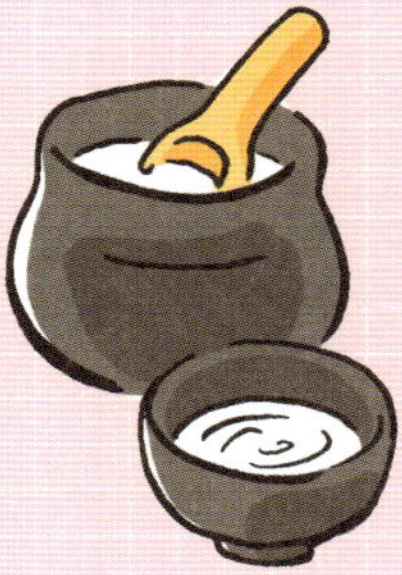

マッコリ

乳酸菌が作り出す酸味と炭酸が特徴。食物繊維も豊富に含まれているので、整腸作用が抜群！

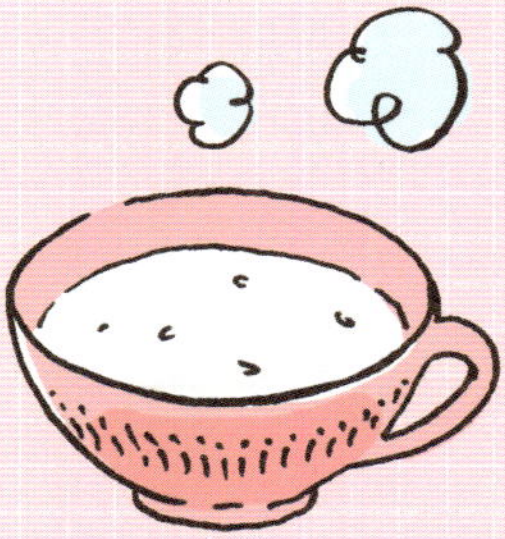

甘酒

甘酒に含まれる麹菌や乳酸菌などの生菌パワーで腸内が整う。食物繊維やオリゴ糖も豊富。

② 腸に効く朝食を食べる。

食物繊維は目的に合わせてかしこく選ぶ。

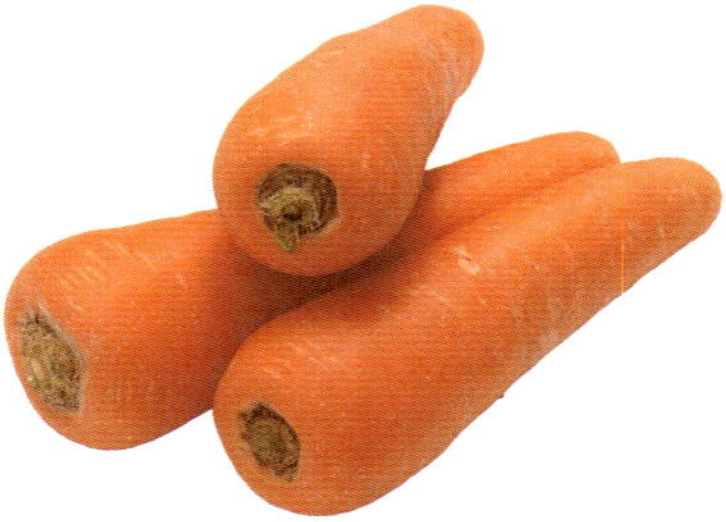

便秘の人は水溶性の食物繊維を積極的に！

食物繊維は、スムーズなお通じのためには欠かせない栄養素。便の形をつくり、便の元となるのは食物繊維だけなのです。その食物繊維には、水に溶けない不溶性と、水に溶ける水溶性の2種類があります。

不溶性の食物繊維は水分や老廃物などを吸着して大きくふくらみ、便のかさを増やすことで腸を心地よく刺激してぜんどう運動を活発にします。ごぼう、いも、豆、玄米などに多く含まれます。一方、水溶性の食物繊維は、水を含むとゲル状になり、便の水分を増やして柔らかくしてくれます。善玉菌のエサになって腸内を整えてくれるという働きもあります。

食物繊維が含まれる食材には、不溶性と水溶性のどちらも含まれていますが、ほとんどは不溶性がメイン。そのため食物繊維を積極的にとり、便秘改善に励んでいるつもりでも、かえってその症状を悪化させてしまっている人も。というのも、不溶性の食物繊維ばかりをとると、腸内にたまった便の水分が失われて硬くなり、排出されにくくなってしまうのです。ですから、**便秘の人は水溶性のほうを意識的にとって、便を柔らかくすることが先決です。**逆に、「便を柔らかくしているのにお通じがこない……」という人は、不溶性の食物繊維をとりましょう。

水溶性食物繊維が豊富に含まれる食材

料理に使いやすい食材は以下の通り。大根はもちろん、その他りんご、キウイや、プルーンなどのドライフルーツもおすすめ。ヨーグルトと混ぜるといいですよ。

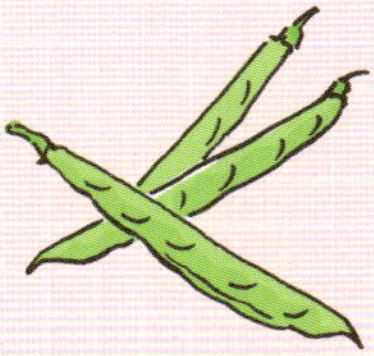

いんげん豆

豆類のなかでは、食物繊維の含有量が抜群。煮豆・スープなど様々な調理法で楽しめる。不溶性も豊富。

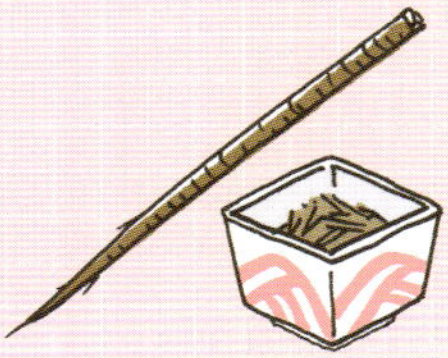

ごぼう

不溶性、水溶性ともに多く含まれる優秀な食材。善玉菌のエサとなるオリゴ糖も豊富！

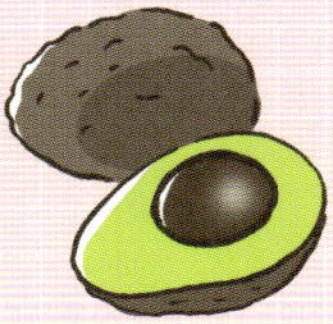

アボカド

理想的なバランスで食物繊維を含むほか、不飽和脂肪酸も多く含むので、便の潤滑油にも。

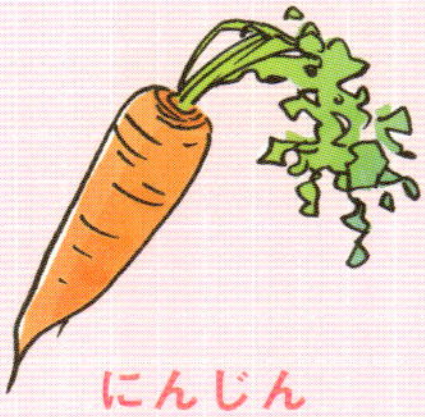

にんじん

食物繊維の含有量は、実はさつまいもより上。栄養を丸ごととれるフレッシュジュースが◎。

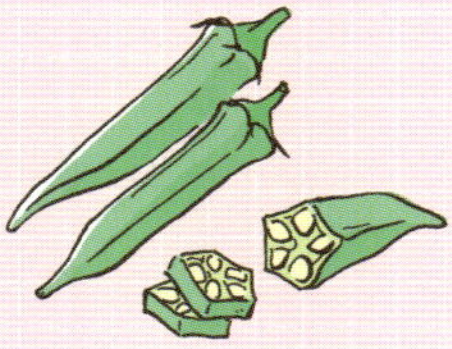

おくら

ネバネバ成分は水溶性食物繊維の「ペクチン」。生より茹でたほうが、ペクチンの吸収がＵＰ。

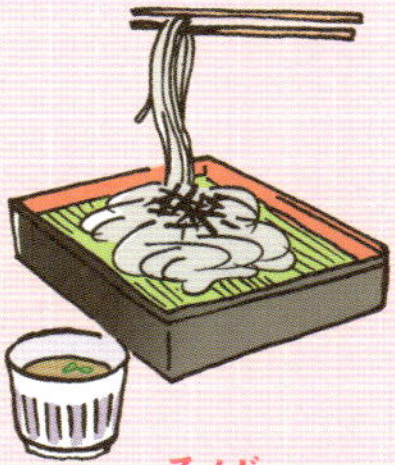

そば

主食の中では食物繊維の含有量はトップクラス。乾麺でも生麺でも食物繊維の量は変わらず！

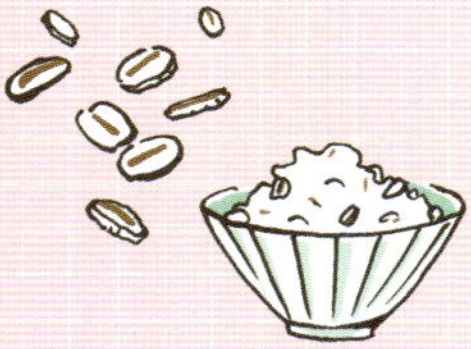

押し麦

大麦をローラーで平らにしたもの。白米に混ぜて炊くことで、手軽に食物繊維補給が可能。

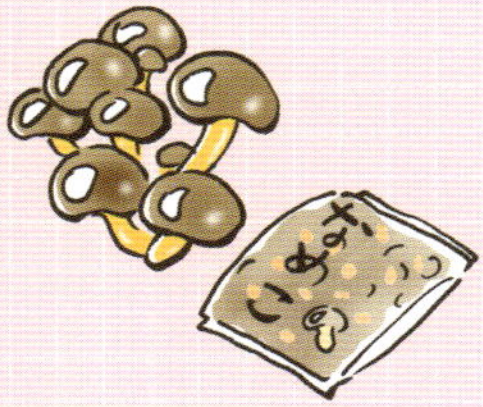

なめこ

不溶性、水溶性ともに豊富。ねばねば成分に多く含まれているので、洗わずに使うのが正解。

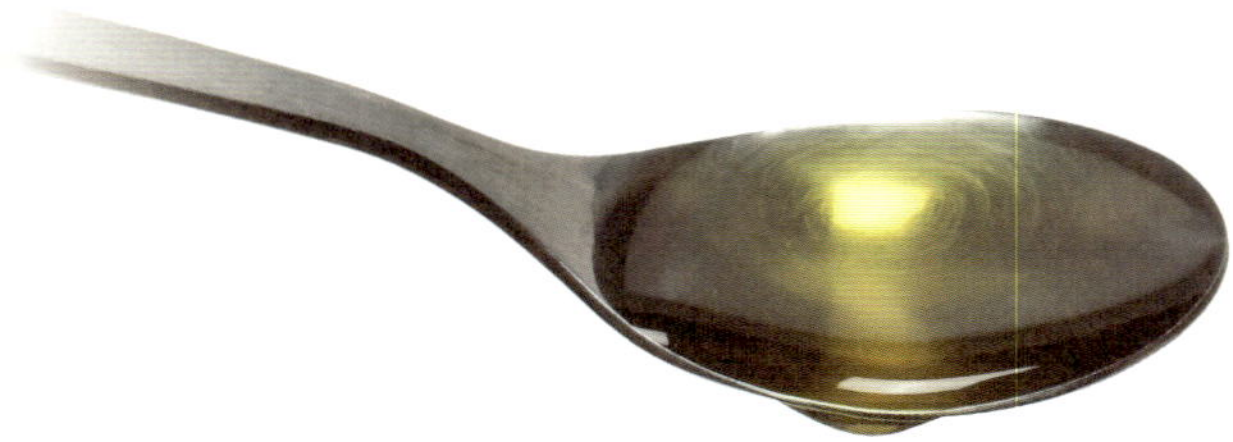

STEP

3

大さじ2杯のオリーブオイルで、スルっとお通じ。

便秘解消には適度な油分の摂取は不可欠！

便がたまっていると感じたら、大さじ2杯のオリーブオイルをとりましょう。オイルが大腸に届くと、腸内で潤滑油となって、便をやわらかくして、スルッと出やすい状態にしてくれるのです。さらにオリーブオイルには、小腸を刺激して排便を促すという働きがあるので、便秘解消に効果絶大です。飲むタイミングは、ずばり朝食前。空腹時にとったほうが、より効果的に大腸に届いてくれるからです。カロリーが気になるからといって少量しかとらない人もいますが、**量が少ないと胃に吸収されてしまい、腸まで届かないので注意してください。**そのままとるのがベストですが、油を飲むことに抵抗がある方は、サラダにかけたりヨーグルトにかけたりして朝食にオリーブオイルをとり入れてもいいですね。亜麻仁油もＯＫです。ともに便がオイルでコーティングされて滑りが良くなるので、排便時の痛みも和らぎますよ。

「大さじ２杯のオリーブオイル」２つの効果

主成分が腸を刺激してぜんどう運動を促進！

オリーブオイルの主成分「オレイン酸」は胃や小腸で吸収されず大腸まで届く性質をもちます。そのため腸を刺激してぜんどう運動を活発化させてくれるのです。

潤滑油になってスルっと快便！

大腸に届いたオリーブオイルは潤滑油になります。便がやわらかく、またオイルでコーティングされるため、スルッと出やすくなるのです。

オリーブオイルそのままでは飲みづらい方へ！

オリーブオイルを飲む際、少量では十分な効果を期待できません。そのため、オイルだけでは飲みづらいという方は、朝食メニューと組み合わせてみましょう。

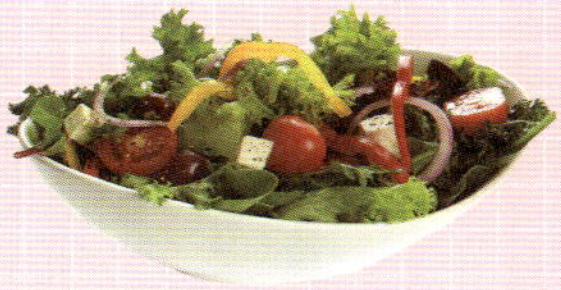

サラダの
ドレッシングに

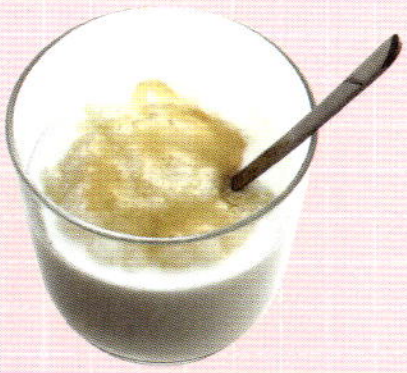

ヨーグルトに
混ぜて

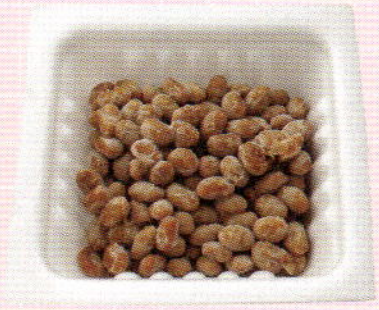

納豆にかけて

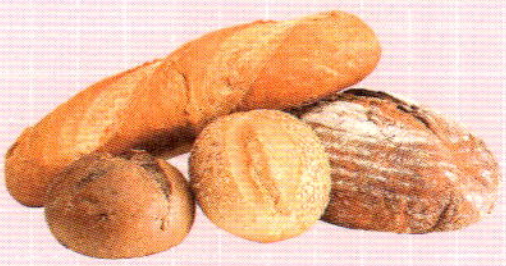

パンにつけて

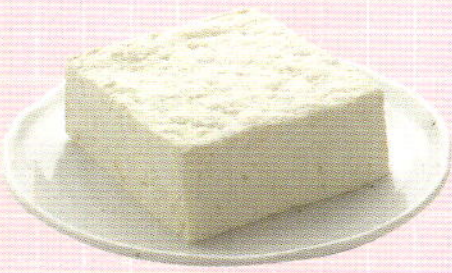

豆腐にかけて

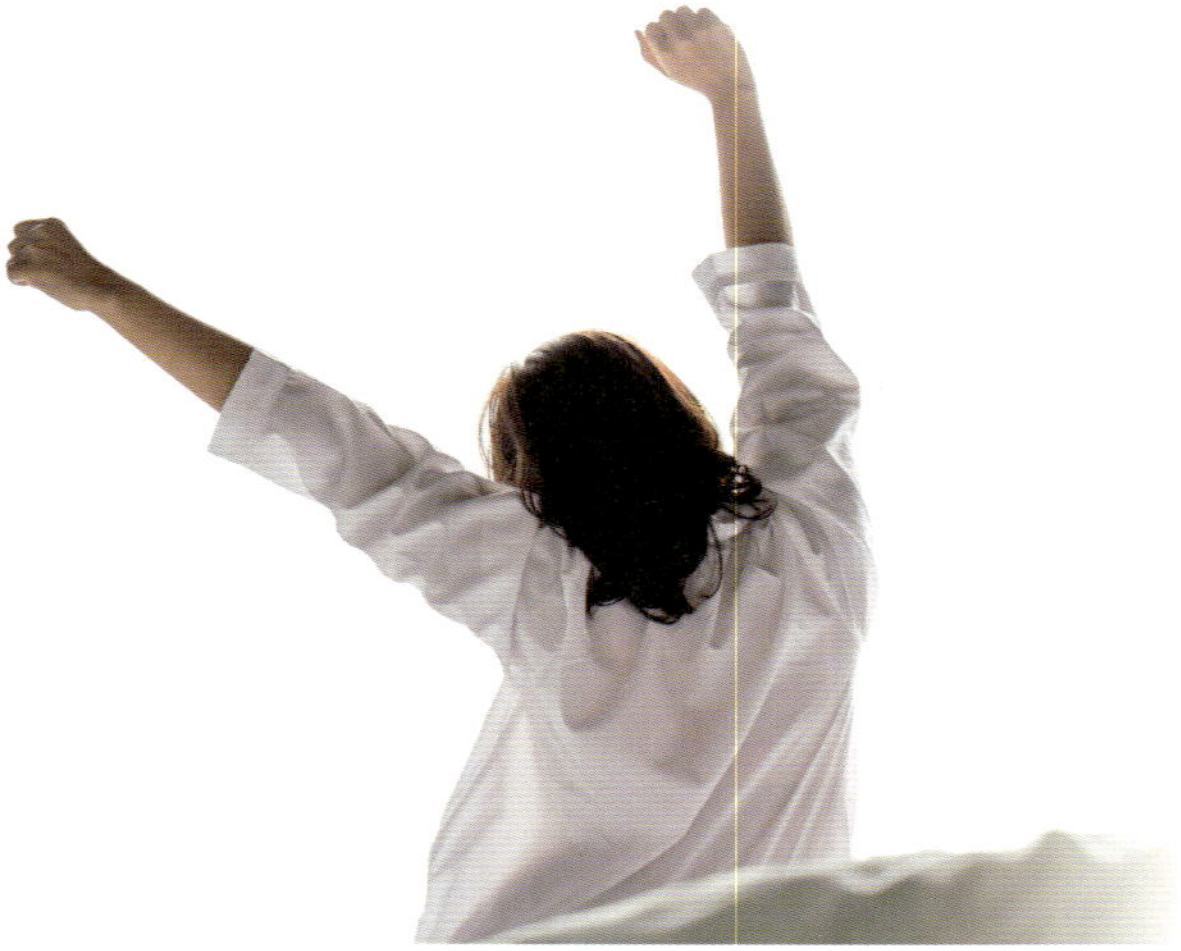

STEP 4

起きて外出するまでの間に簡単腸活ストレッチ。

外から腸を刺激して快適なお通じを促す

スムーズな排便を促すには、食事や飲み物による〝内側から〟のアプローチに加え、ストレッチなどで〝外側から〟腸に刺激を与えることも大切です。この2段構えによって、腸は刺激を受け、詰まっていた便をグングン肛門へと運んでくれます。今回紹介するトレーニングは、①自律神経のバランスを整えるトレーニング、②腸に刺激を与えて、ぜんどう運動を促すトレーニングがメインです。**これらの運動はいつ行っても、腸の機能を高める効果がありますが、排せつの時間帯である「朝」に行うとより効果的。**眠っていた腸を目覚めさせることで、気持ちのよいお通じを促すことができますよ。好きなストレッチを選んで組み合わせ、1日3分程度でも結構ですから、毎日続けてください。腸は刺激を与えることですぐに反応するので、その効果は絶大です。便秘知らずの体が手に入りますよ！

朝起きたら、そのままベッドの上で

「全身のばし」で体の両脇をじっくり伸ばすことで、適度な刺激が腸に加わります。「逆さ自転車こぎ」は、体を逆さまにしながら、足を大きく動かす運動。どちらも腸のぜんどう運動を高め、快適なお通じを促します。

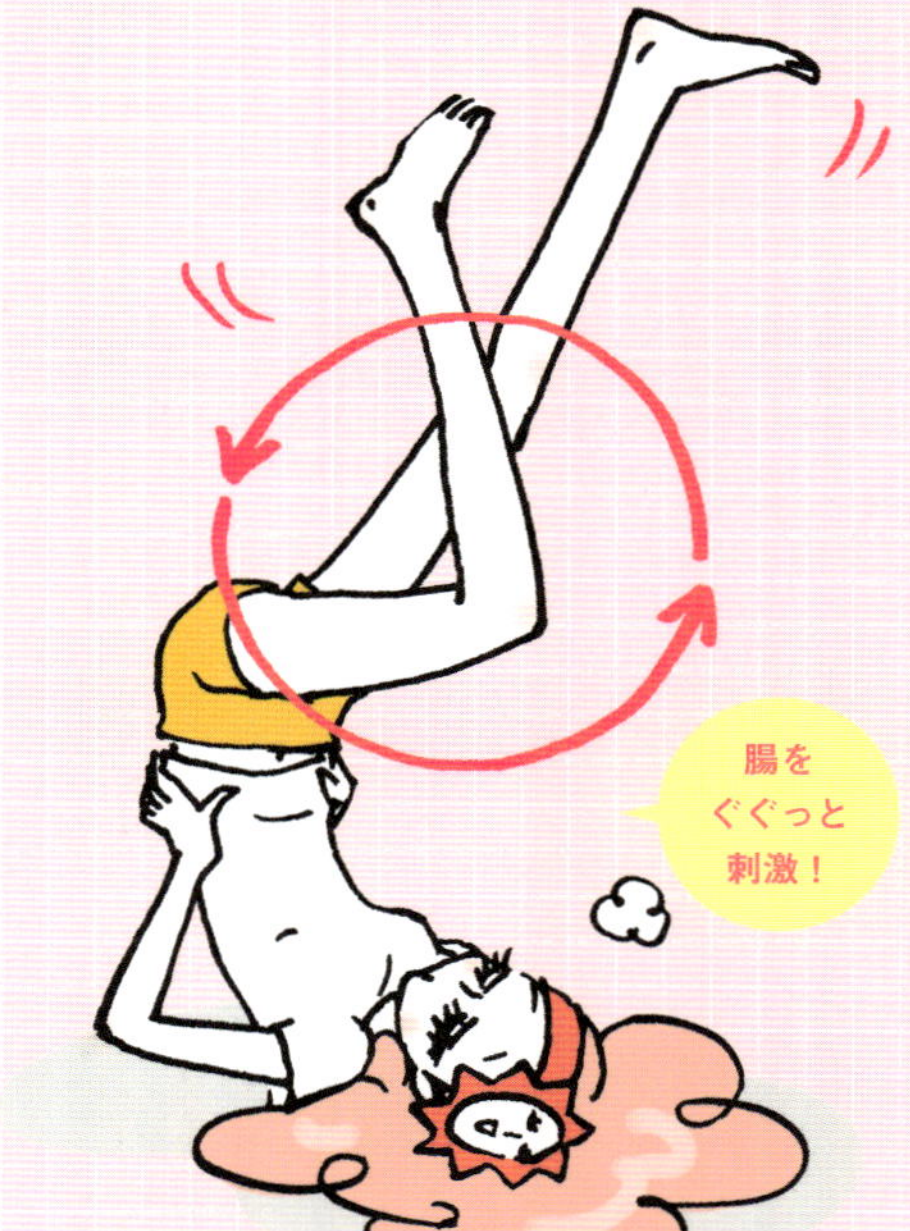
腸をぐぐっと刺激！

逆さ自転車こぎ

腰から背中のあたりを両手でしっかり支えて、両足を空中に高く持ち上げます。足を高く引き上げたまま、自転車のペダルを踏むように、片足ずつゆっくりと大きく回転させましょう。30秒くらいが目標です。

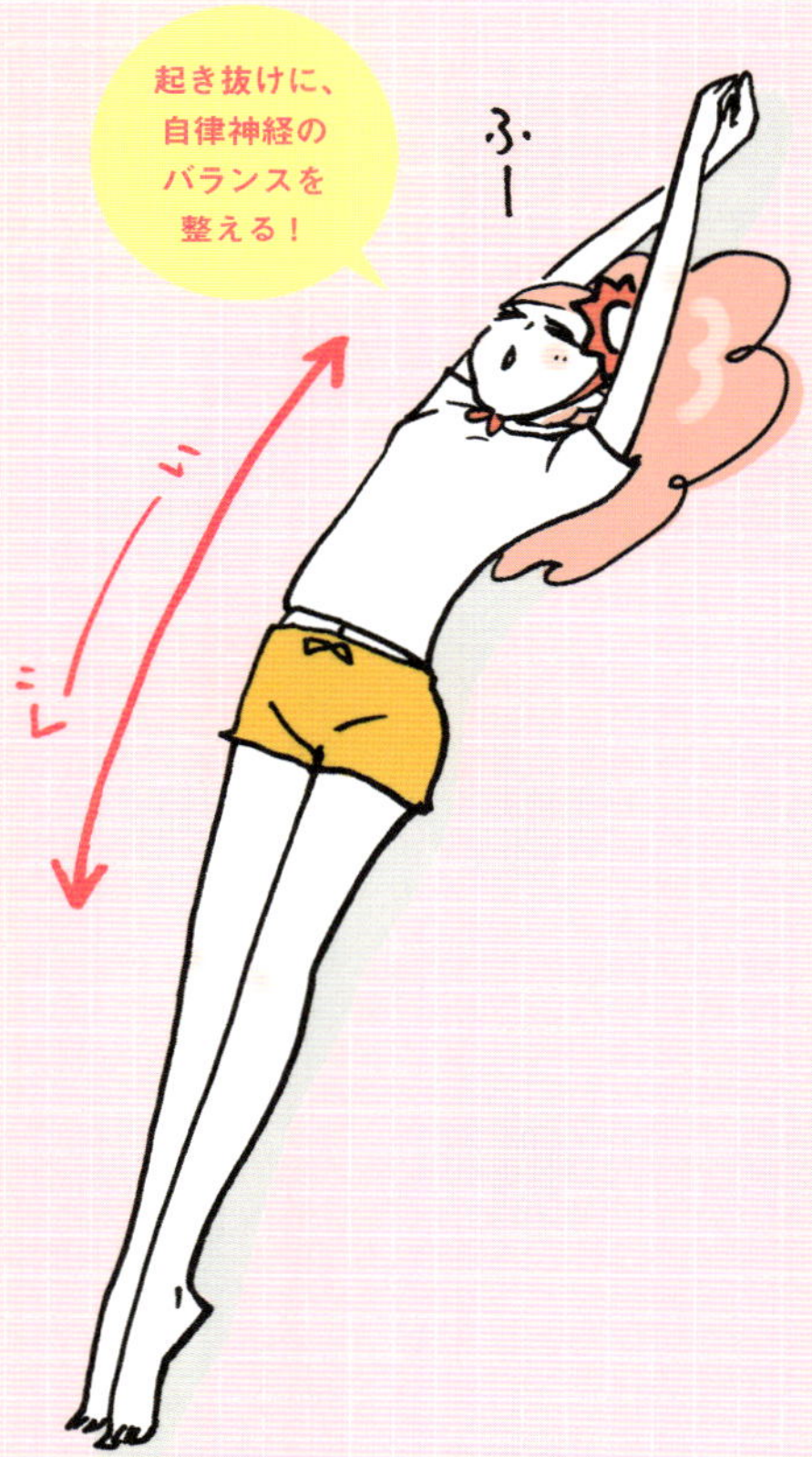
起き抜けに、自律神経のバランスを整える！
ふー

全身のばし

両腕を上に伸ばし、頭上で手のひらを合わせて息を吸いながら全身をぐーっと伸ばします。手を合わせるのが難しい人は手首をクロスさせてもOK。ひじが曲がっていると、体が気持ちよく伸びないので注意！

毎日５分のトイレタイムに

「出にくいな……」と感じた時、焦っていきむのはＮＧ！ そんな時はトイレ内でポーズをとって、腸と肛門括約筋に刺激を与えましょう。たまり気味だった便がスッと押し出されますよ。

足首交互タッチ

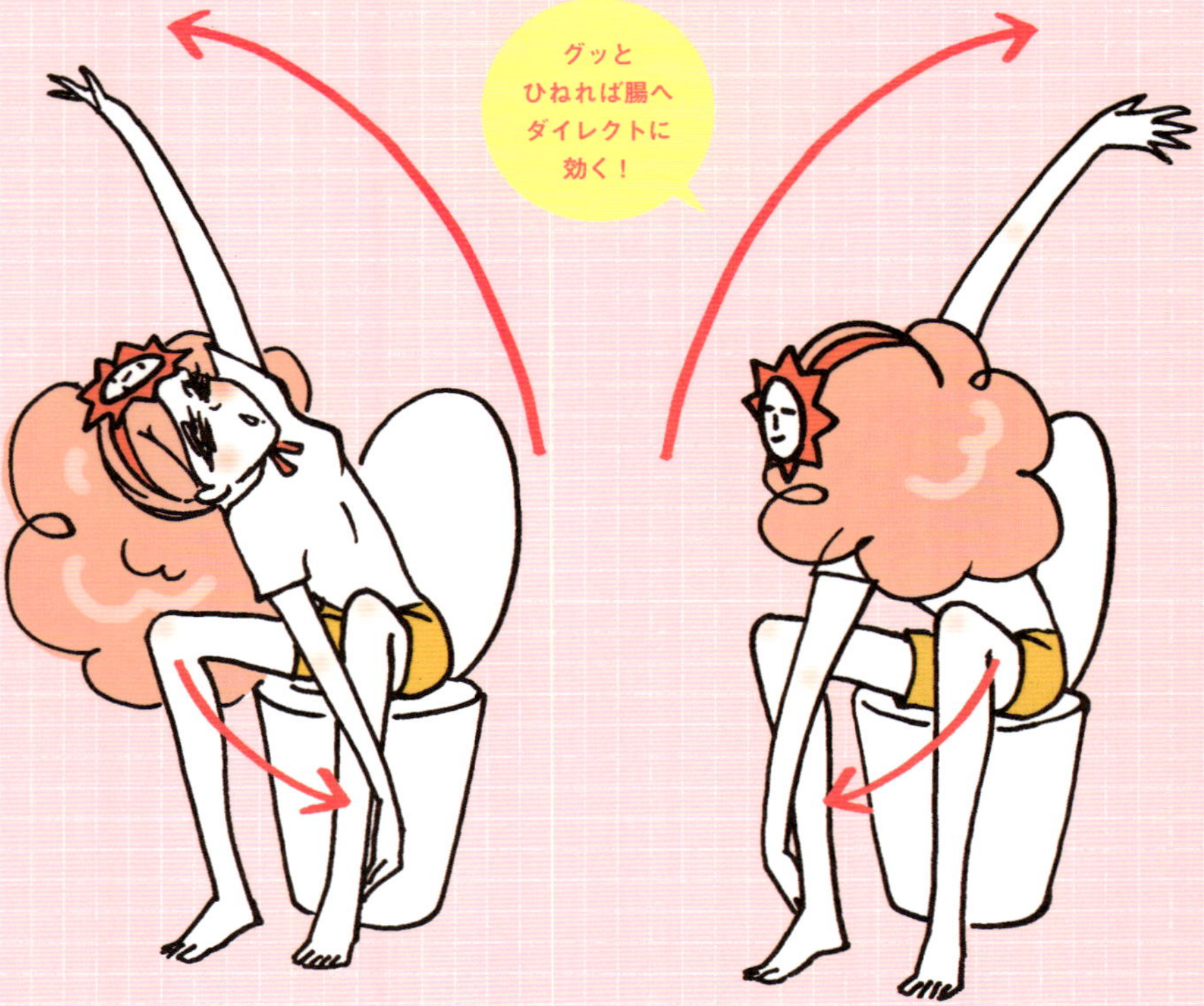

1

便座に浅く腰掛け、肩幅に足を開きます。左手で、右足のくるぶしにタッチ。右手は頭上に高く引き上げ、体を大きく右側へひねります。その姿勢のまま、10秒キープします。

2

今度は右手で左足のくるぶしを触ります。左手は頭の上に伸ばし、体を左側へ大きくひねりましょう。ひねりの刺激を与えることで、詰まっていた便が下りていきますよ。左右10回が目標！

シーソーのように体を前後に動かして、直腸に詰まった便を下ろす運動です。「あともうちょっとなのに！」という時に最適。それでもダメな時は、潔くトイレから出るのもアリですよ。

お尻スライド

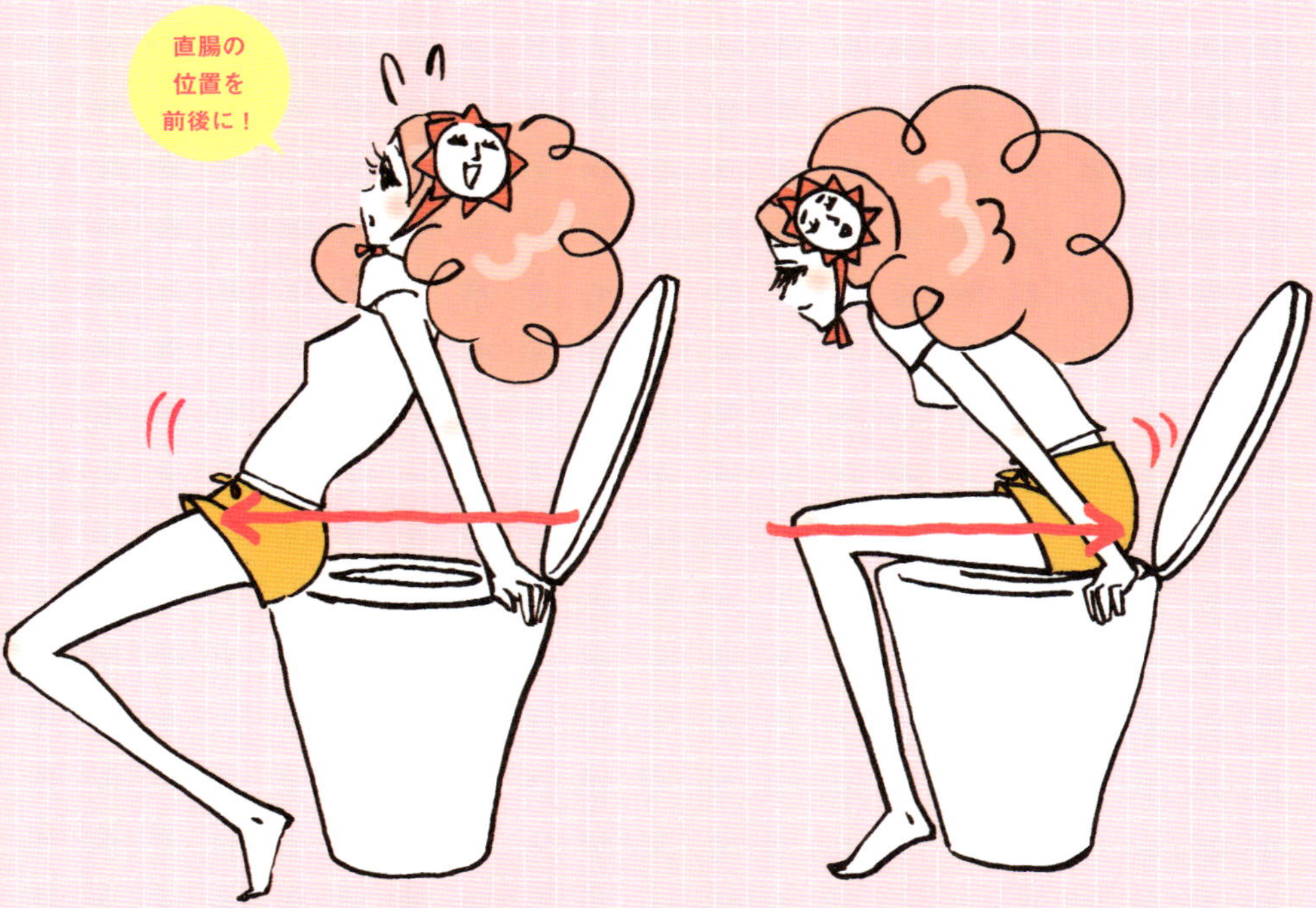

1

お尻を後ろに突き出すようにして深く座り、便座を手で押さえて、体を安定させます。「出ない！」とイライラすると、自律神経が乱れてしまうので、リラックスを心がけて。

2

その状態のまま、腰を前に突き出すようにして、お尻を少し浮かせます（無理は禁物です）。そのまま5～10秒キープ！ これを10回くり返しましょう。大きな動きで腸のぜんどう運動を促します。

スキマ時間に

便の詰まりやすい大腸の“曲がり角”をギュッとつかんで動かし、刺激を与える体操です。便秘解消はもちろん、自律神経が整うので、心も体も軽やかになりますよ！ コーヒーのお湯を沸かしている時や朝の情報番組を観ている時、洗濯機を回している時など、スキマ時間を見つけて行いましょう。

腰まわし

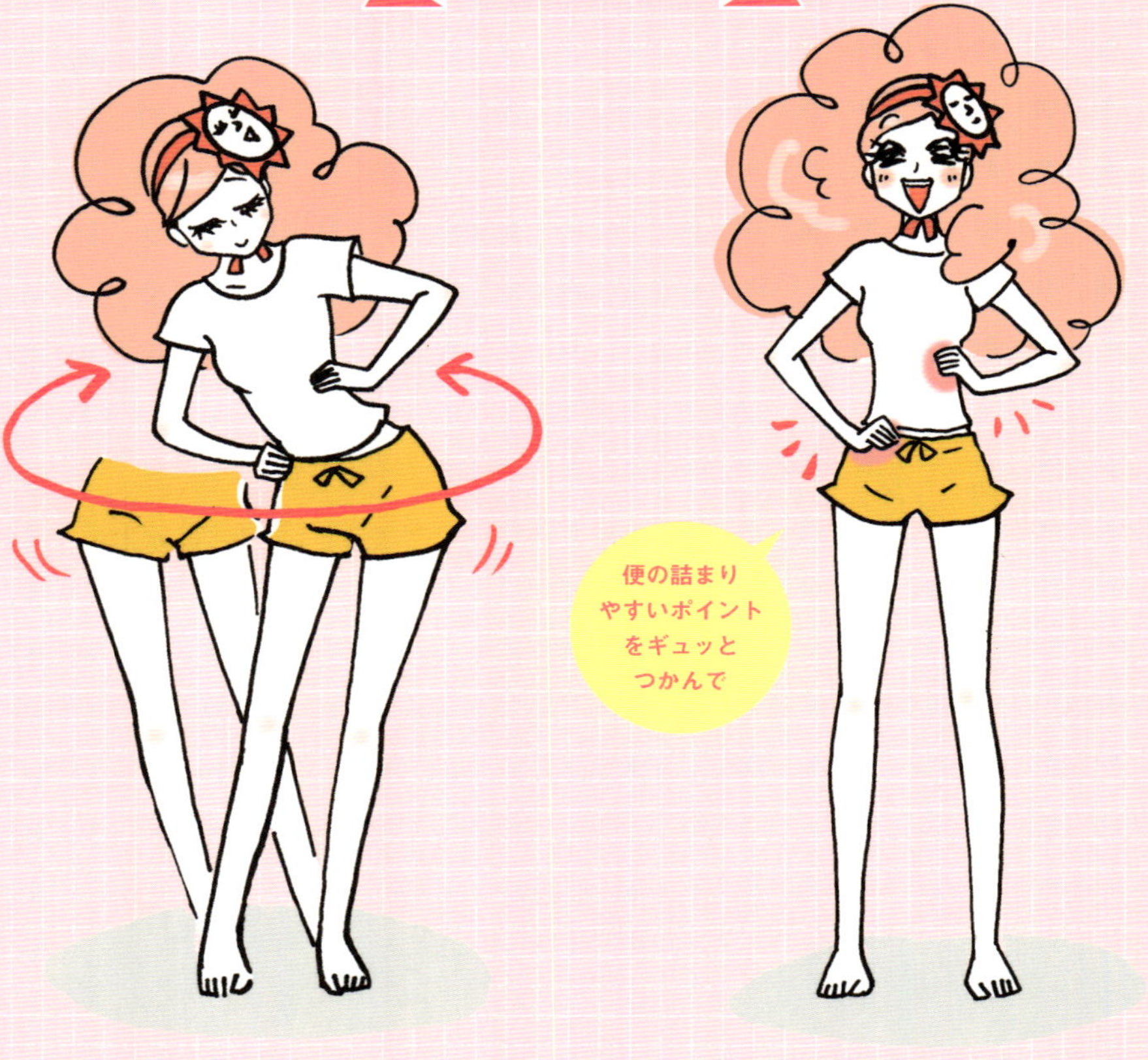
便の詰まり
やすいポイント
をギュッと
つかんで

2　1

背筋を伸ばして立ち、左手で肋骨の下、右手で腰骨の上を力強くつかみます。肛門を締めながら、右まわりに大きく8回まわします。左まわりも同様に8回。1日に何度行ってもOKなので、空き時間を見つけて実践してくださいね。

腸活を自分のペースで
続けるために。

どうぞ、がんばらないでください。

「やらなくては」という気持ちも腸にとっては負担！

これまでに4つのメソッドをご紹介してきましたが、いかがでしたか？ 明日の朝からすぐに実践できるものばかりですよね？

しかし！ 1つひとつが簡単だからといって「すべてきっちりやらなくちゃ！」と、義務化するのはよくありません。ルールを厳格に守らなくてはと思うことは、ストレスや緊張につながります。腸は「第二の脳」と呼ばれるだけあり、そのストレスを敏感に感じ取る臓器。**ストレス下ではぜんどう運動を支配する「副交感神経」が弱まるため、腸の収縮が低下。結果として、便が滞る原因になってしまうのです。**

時には朝寝坊をしてしまい、実践する時間がなかった……という日もあるかと思います。そんな時はコップ1杯の水を飲むだけでもいい。自分を責めるのではなく「また明日実践しよう！」と気持ちを切り替えることが大切です。大丈夫。1日、2日できなくたって、その後フォローすれば必ず巻き返しできますから。私はよく患者さんに「がんばらないでください」と声をかけています。便秘の人の多くは、真面目で、我慢強くて、がんばり屋さん。その性格ゆえにストレスを感じ、腸に負担をかけてしまっている人も少なくありません。どうぞ無理せず、自分のペースで心地よくできることから取り組んでください。

気持ちのいい朝をつくる夜の過ごし方

ポイントは“何もしないこと”。リラックスに徹することで、腸の動きをつかさどる「副交感神経」にスイッチが入り、睡眠中の消化活動のパフォーマンスがＵＰするのです。上質の癒し時間を送る、ヒントをご紹介します。

1

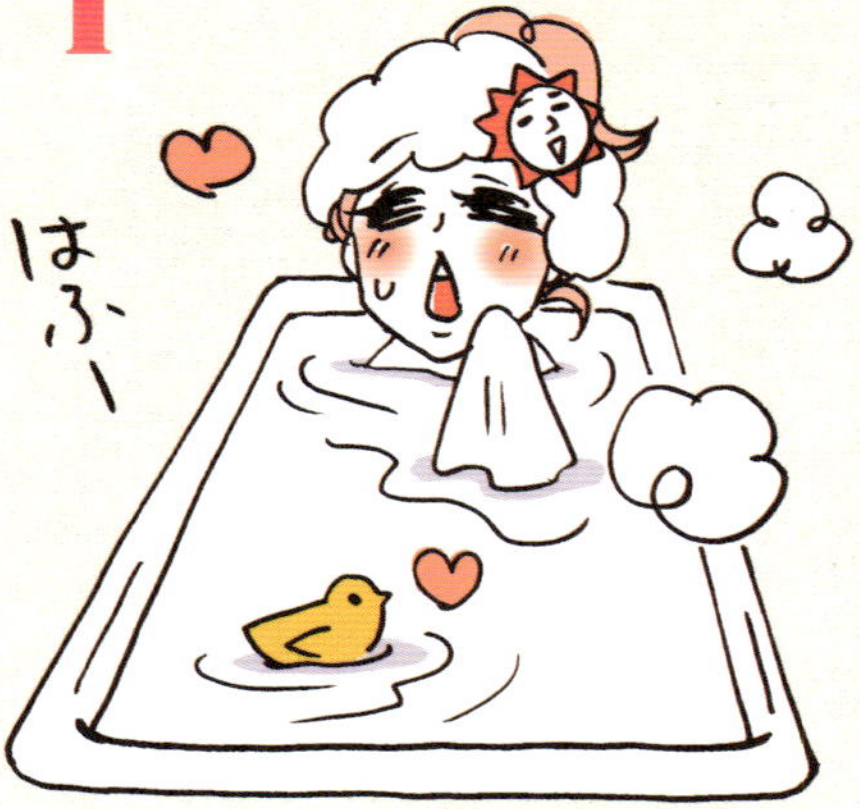

ぬるめのお湯に15分つかる

寝る前に38～40度のお湯に15分ほどつかると、血流がよくなって緊張がほぐれ、体がリラックスモードに。睡眠の質が上がり、就寝中の腸の活動も活発になります。熱めのお湯での入浴やシャワーは、交感神経を高めてしまうので、夜は避けたほうがいいでしょう。

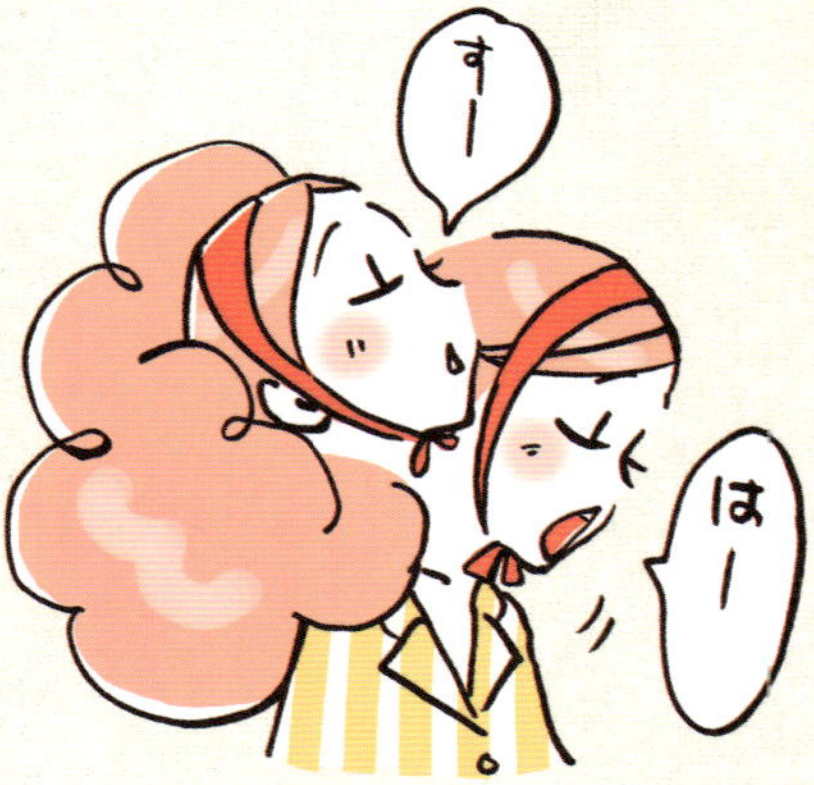

2

４・８呼吸でリラックス

４つ数えながら鼻から息を吸い、倍の８秒かけて口から息を吐きます。ポイントは、ゆっくり長く息を吐くこと。この呼吸法を10回程度くり返すだけで、副交感神経の働きが高まり、心身ともにリラックス。腸のぜんどう運動が促されますよ！

3

寝る前30分間は
ボーっとしよう。

寝る直前までテレビを見たり、パソコンやスマホをいじってはいませんか？ 強い光が目から入ると、交感神経が急上昇。そのまま眠りにつくと、副交感神経がうまく働かず、腸の動きも鈍くなります。アロマを焚いたり、音楽を聞いたり、穏やかな時間を心がけましょう。

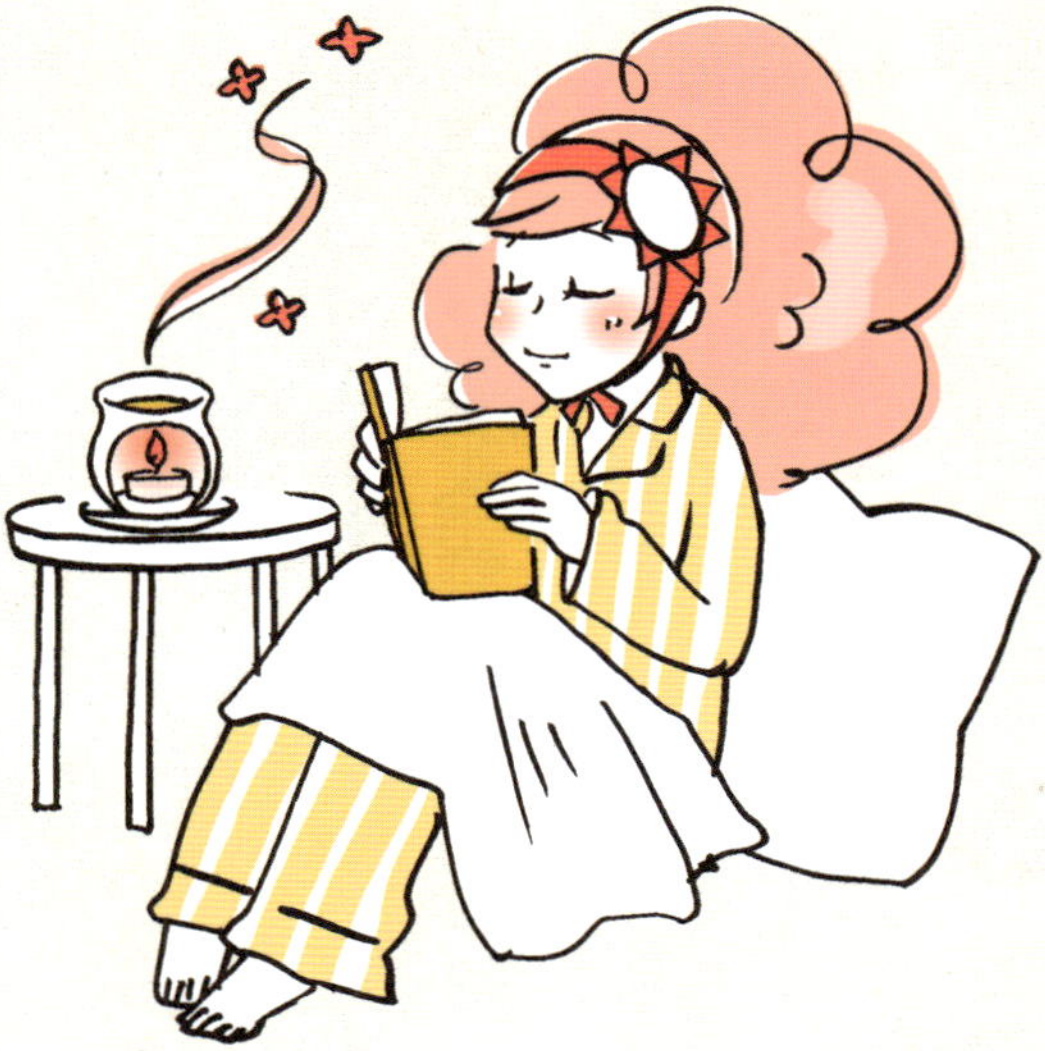

4

腸のゴールデンタイムに就寝を！

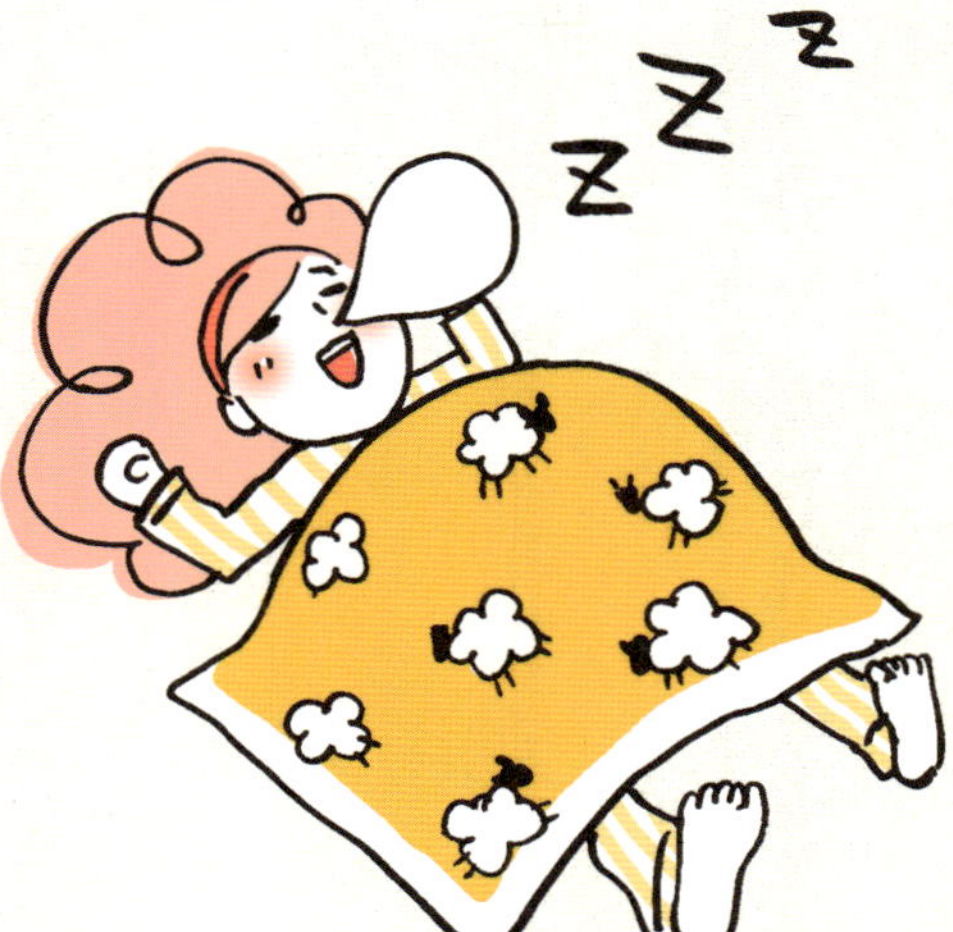

腸のゴールデンタイムは「24時」頃。この時間に副交感神経がピークを迎えるため、必然的に腸の活動も活発になるのです。腸の働きを高めるためには、24時にはすでに眠りについていることが理想！ なるべく朝型の生活に切り替えることが大切です。

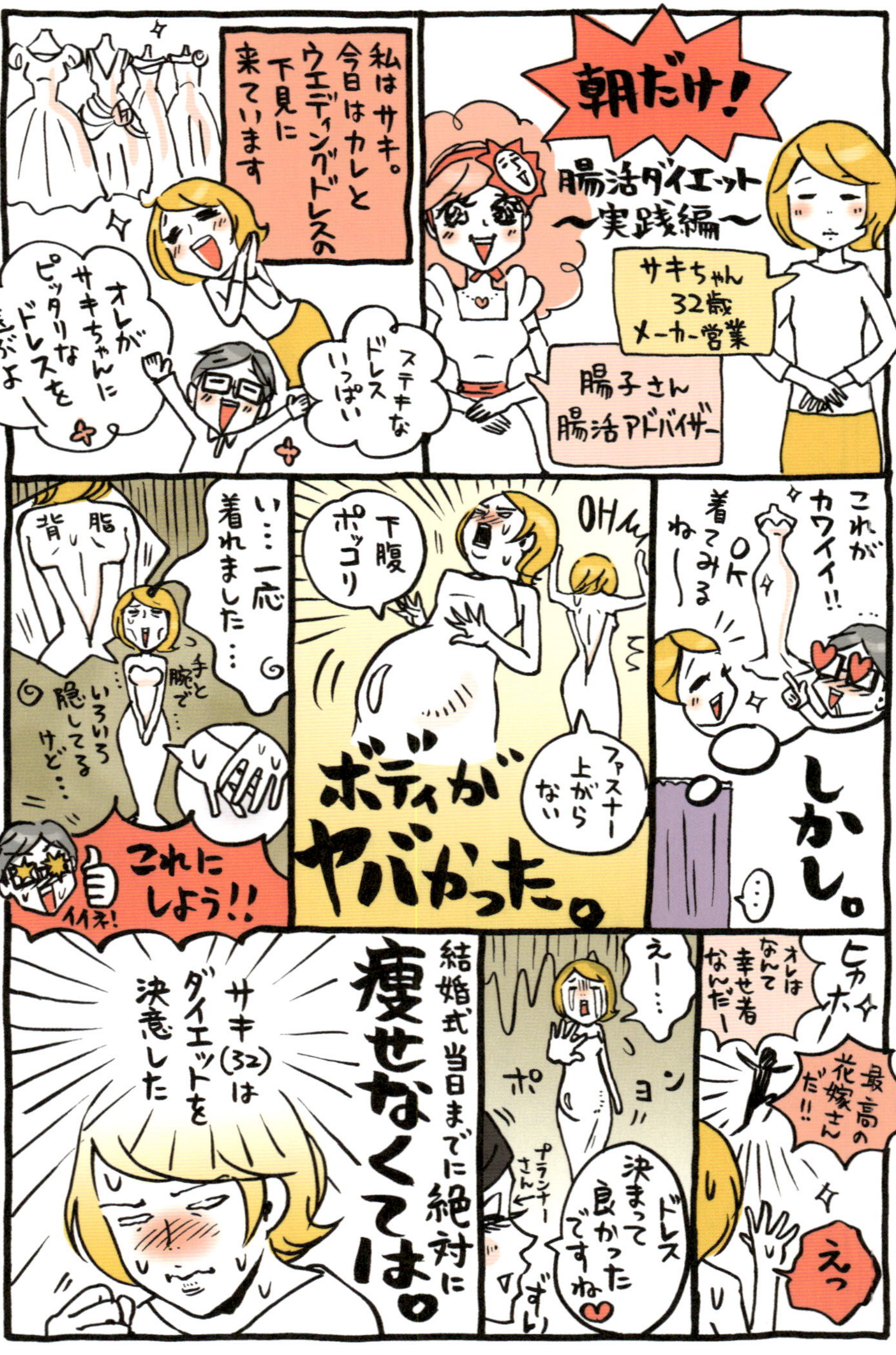
朝だけ!
腸活ダイエット〜実践編〜
サキちゃん 32歳 メーカー営業
腸子さん 腸活アドバイザー
私はサキ。今日はカレとウエディングドレスの下見に来ています
ステキなドレスいっぱい
オレがサキちゃんにピッタリなドレスを選ぶよ
これがカワイイ!!
OK着てみるねー
…
しかし。
…
OHん
下腹ポッコリ
ファスナー上がらない
ボディがヤバかった。
背脂
い…一応着れました…
手と腕で…いろいろ隠してるけど…
これにしよう!!
イイネ!
オレはなんて幸せ者なんだー
最高の花嫁さんだ!!
えっ
えー…
ポヨン
ドレス決まって良かったですね
プランナーさん
ずい
結婚式当日までに絶対に痩せなくては。
サキ(32)はダイエットを決意した

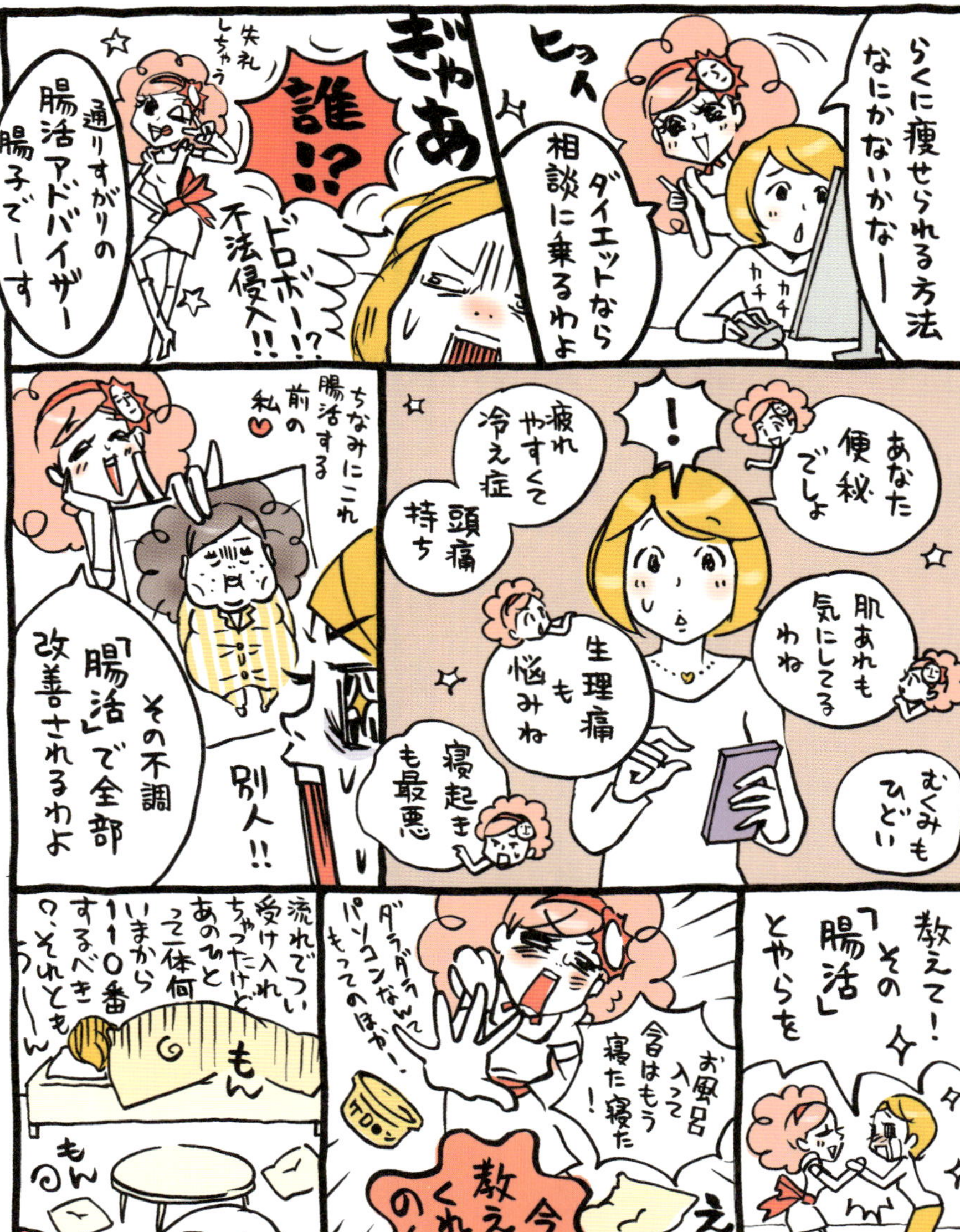
らくに痩せられる方法なにかないかなー
カチ カチ
ヒョん
ダイエットなら相談に乗るわよ
ぎゃあ
誰!?
ドロボー!?
不法侵入!!
失礼しちゃう
通りすがりの腸活アドバイザー腸子でーす
!
あなた便秘でしょ
肌あれも気にしてるわね
むくみもひどい
疲れやすくて冷え症
頭痛持ち
生理痛も悩みね
寝起きも最悪
別人!!
ちなみにこれ腸活する前の私♥
その不調「腸活」で全部改善されるわよ
教えて!その「腸活」とやらを
OK 明日ね。
お風呂入って今日はもう寝た寝た!
ダラダラパソコンなんてもってのほか!
え〜
今日教えてくれないの〜〜!?
流れでつい受け入れちゃったけどあのひとって一体何?いまから110番するべき?それとも…
う〜ん
もん
もん
寝つきも悪いのね…
フム

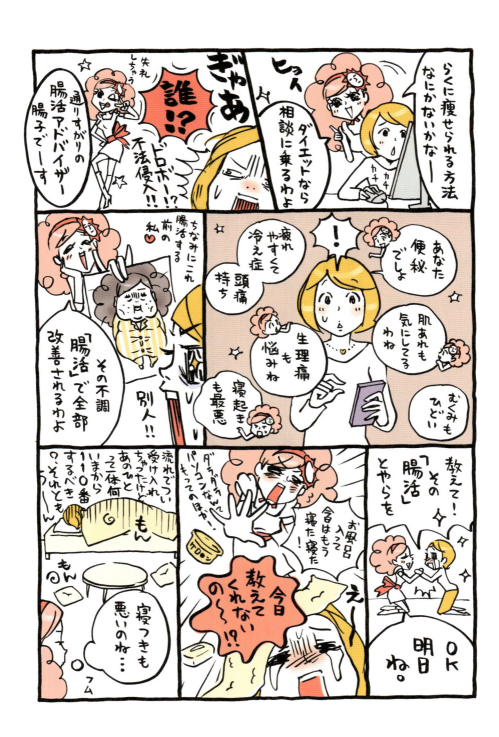

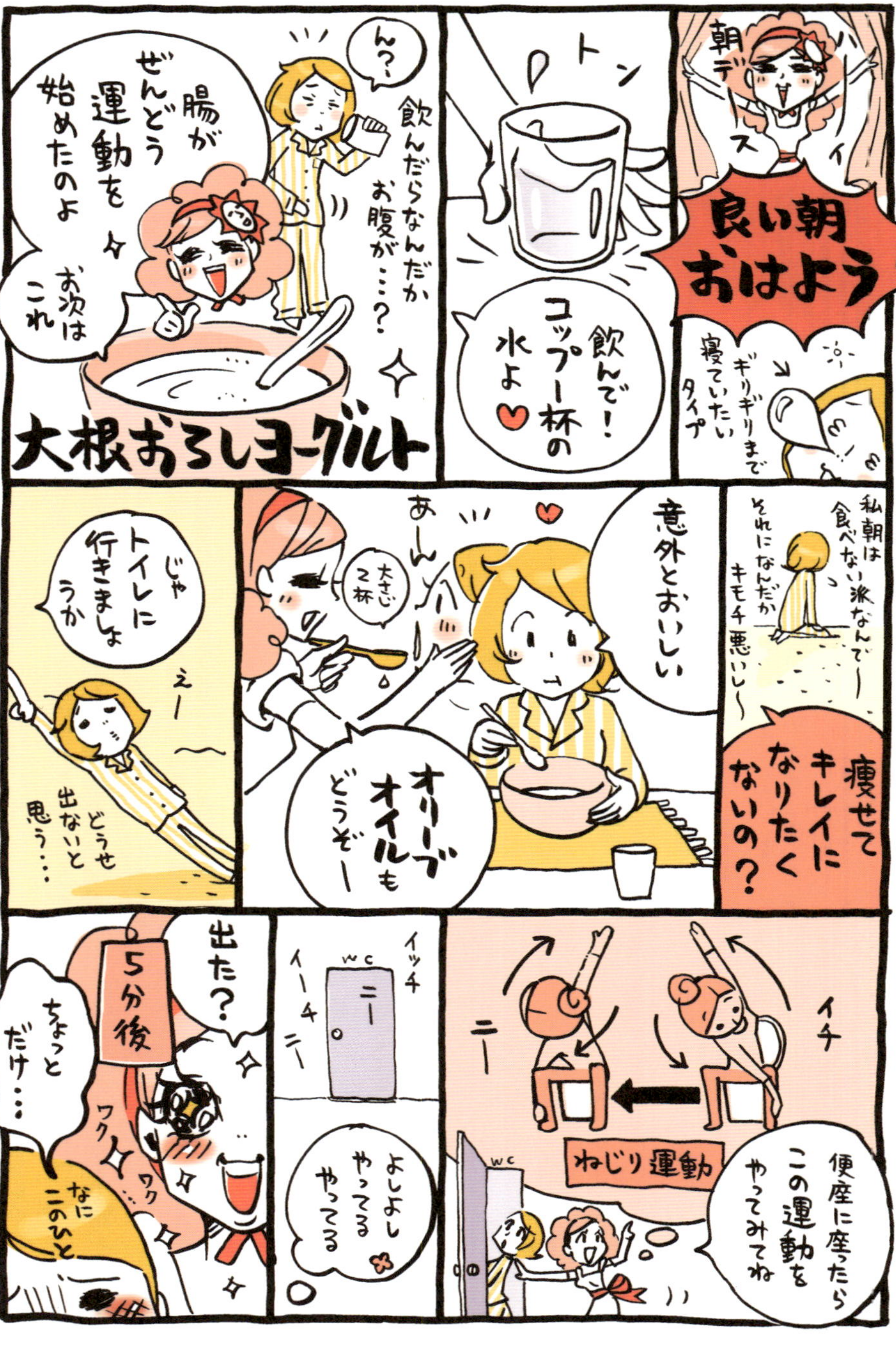
朝デス
ハイ
良い朝おはよう
ギリギリまで寝ていたいタイプ
トン
飲んで!コップ一杯の水よ
ん?~
飲んだらなんだかお腹が…?
腸がぜんどう運動を始めたのよ
お次はこれ
大根おろしヨーグルト
私朝は食べない派なんで~
それになんだかキモチ悪いし~
痩せてキレイになりたくないの?
あん
大さじ2杯
意外とおいしい
オリーブオイルもどうぞ~
じゃトイレに行きましょうか
え~
どうせ出ないと思う…
便座に座ったらこの運動をやってみてね
ねじり運動
イチ
ニー
WC
イッチ
ニー
イーチ
ニー
WC
よしよしやってるやってる
5分後
出た?
ちょっとだけ…
ワクワク
なにこのひと

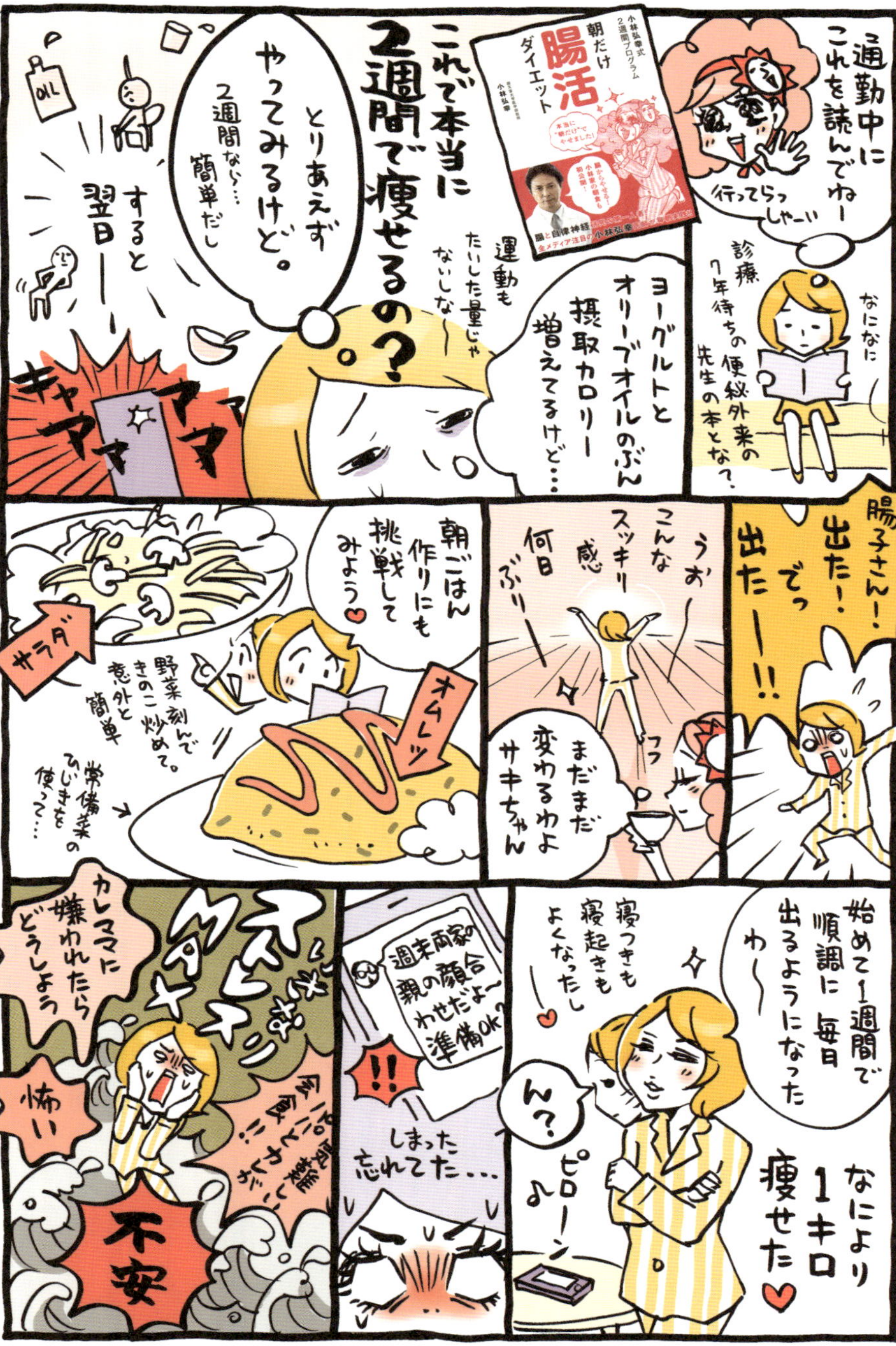
通勤中にこれを読んでねー
行ってらっしゃーい
なになに
診療7年待ちの便秘外来の先生の本となって。
小林弘幸式
2週間プログラム
朝だけ
腸活
ダイエット
小林弘幸
本当に"朝だけ"でやせました!
腸からやせる!小林家の朝食も初公開!
腸と自律神経
全メディア注目の小林弘幸
ヨーグルトとオリーブオイルのぶん摂取カロリー増えてるけど…
運動もたいした量じゃないしな
これで本当に2週間で痩せるの？
とりあえずやってみるけど。
2週間なら…簡単だし
すると翌日——
キャアアアアア
腸子さん！出た！でっ出たーー!!
うお こんなスッキリ感 何日ぶりーー
まだまだ変わるわよサキちゃん
フフ
朝ごはん作りにも挑戦してみよう
サラダ
野菜刻んできのこ炒めて。意外と簡単
オムレツ
常備菜のひじきを使って…
始めて1週間で順調に毎日出るようになったわ〜
寝つきも寝起きもよくなったし
なにより1キロ痩せた
ん？
ピローン♪
週末両家の親の顔合わせだよ〜 準備OK？
!!
しまった忘れてた…
カレママに嫌われたらどうしよう
怖い
会食!!
不安

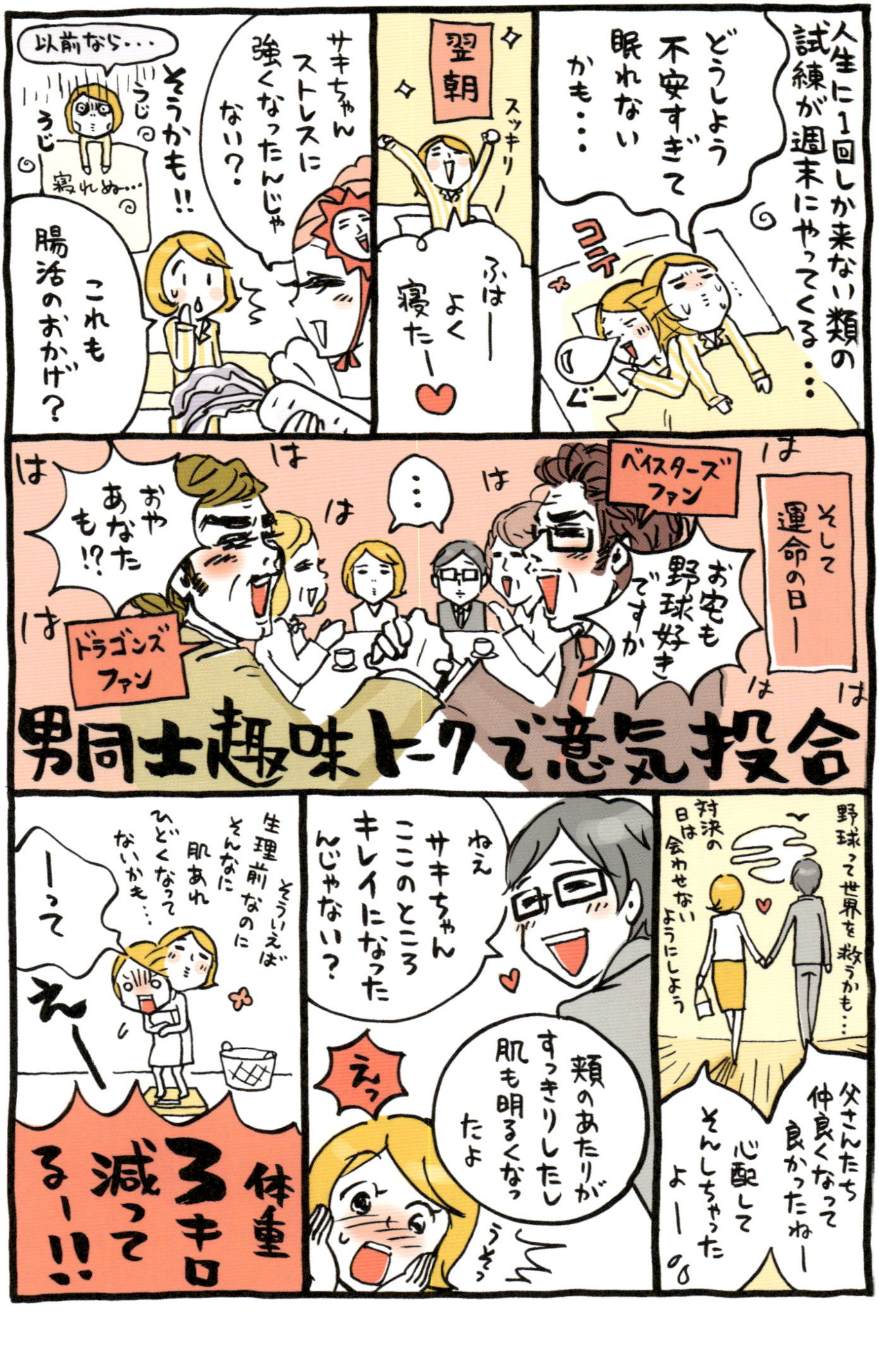
人生に1回しか来ない類の試練が週末にやってくる・・・
どうしよう不安すぎて眠れないかも・・・
コテ
ぐー
翌朝
スッキリー
ふはーよく寝たー
サキちゃんストレスに強くなったんじゃない?
以前なら・・・
うじうじ
寝れぬ…
そうかも!!
これも腸活のおかげ?
そして運命の日ー
お宅も野球好きですか
ベイスターズファン
はは
はは
・・・
はは
おやあなたも!?
ドラゴンズファン
はは
男同士趣味トークで意気投合
野球って世界を救うかも・・・
対決の日は会わせないようにしよう
父さんたち仲良くなって良かったねー
心配してそんしちゃったよーー
ねえサキちゃんここのところキレイになったんじゃない?
えっ
頬のあたりがすっきりしたし肌も明るくなったよ
うそっ
そういえば生理前なのにそんなに肌あれひどくなってないかも・・・
ーって
えーー
体重3キロ減ってるー!!

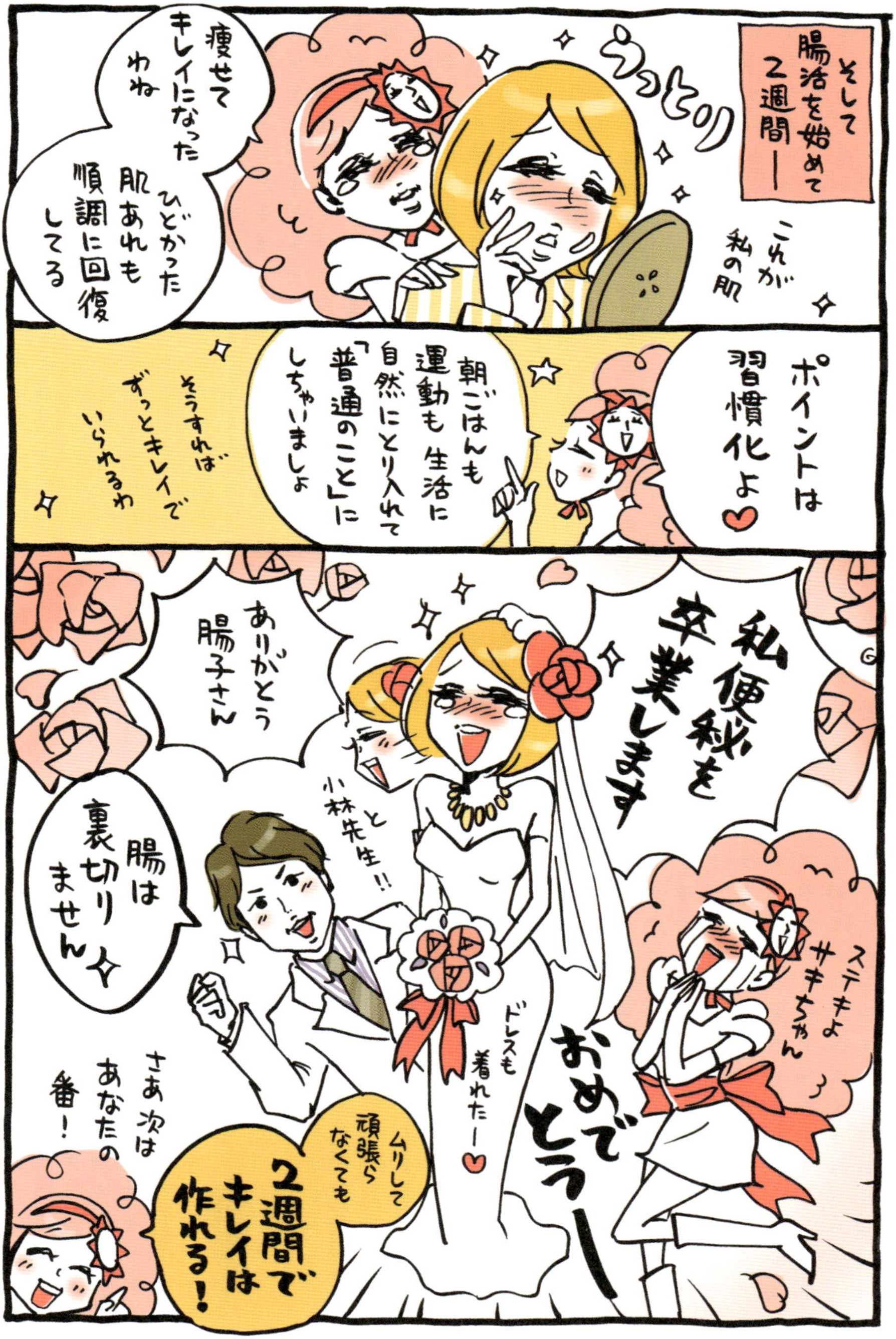
そして腸活を始めて2週間――
うっとり
これが私の肌
痩せてキレイになったわね
ひどかった肌あれも順調に回復してる
ポイントは習慣化よ♥
朝ごはんも運動も生活に自然にとり入れて「普通のこと」にしちゃいましょ
そうすればずっとキレイでいられるわ
私便秘を卒業します
ありがとう腸子さん
と小林先生!!
ステキよサキちゃん
おめでとう―!
ドレスも着れた―!♥
腸は裏切りません
ムリして頑張らなくても2週間でキレイは作れる!
さあ次はあなたの番!

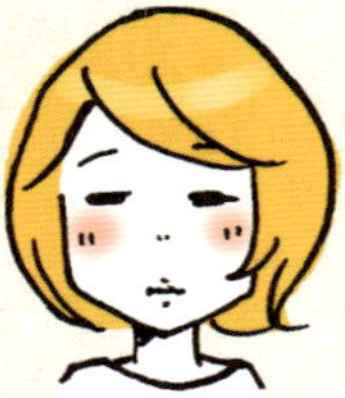

中山沙希さん

年　齢：32歳
職　業：メーカー営業職
身　長：163cm

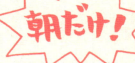

朝だけ！ 腸活ダイエット 〜実践編〜

体験記 まとめ

前ページのマンガに「サキちゃん」として登場した女性の腸活ダイエット記録を改めてご紹介。たった２週間で本当に起こった様々な変化に、要注目です。

☑ 腸活ダイエットを始めた一番の理由

近々に控えた結婚式で着るドレスが、ウエストラインをばっちり拾うマーメイドドレスに決定。当日までには、ポッコリお腹をなんとかしてクビレを手に入れたい！

☑ その他抱えていた不調はこんなにもたくさん……

- 便秘症。コロコロした便が２～３日に１回出る程度。
- 体が冷えやすく、冷えるとすぐ下痢になる。
- 毎月、生理痛が本当につらい。
- むくみがひどい。平日の夕方はむくんで痛いほど。
- 慢性的な肌荒れに悩まされていて、乾燥も気になる。
- 寝起きが悪く、毎朝なかなか起きられない。

➡朝だけ腸活ダイエット２週間プログラムを実践

体重 -4kg!

BEFORE 51.4kg ➡ AFTER 47.4kg

ウエスト -3cm!

BEFORE 68cm ➡ AFTER 65cm

結婚式当日、マーメイドドレスを無事にすっきりと着こなすことができました。

☑ その他、実感している変化

悩みの種だった便秘には、初日から効果を実感。なんと毎日お通じが来るように！　そして、ひどかった生理痛が全くなくなったのにもびっくりでした。気になるポッコリお腹も、数値的には大きな変化はないものの、一目で分かるほどにすっきりと。ウエストがキツくなっていたお気に入りのスカートも復活です。肌荒れも改善傾向で、彼氏から「肌ツヤ良くなった？」って。そういえば、夕方のむくみも感じなくなりましたね。朝食習慣のおかげで寝起きもよくなったし、どのメソッドもすごく簡単だったので、習慣化してこれからもずっと続けていきます！

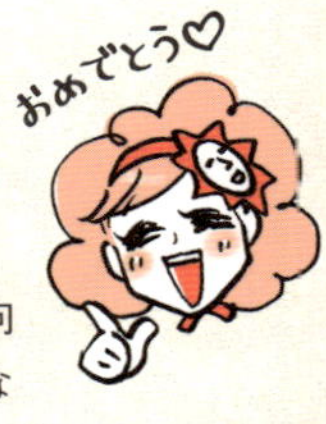

Q

今朝はイマイチ
食欲がない……。
でも、なにか
食べたほうがいい？

A

胃腸に負担をかけるので無理に食べるのはNG!

夕食を適量食べてしっかり眠れば、翌朝自然とお腹が空くはず。食欲がないというのは、きちんと消化ができていないということです。その状態で食べ物を送り込むと、腸内で便が詰まってしまう可能性も。胃にも負担をかけてしまうので、無理に食べる必要はありません。……ただ活動的に、かつ効率よく働くためには、ある程度の栄養補給は不可欠。野菜ジュースやグリーンスムージなどの飲み物で、手軽に栄養をとりましょう。

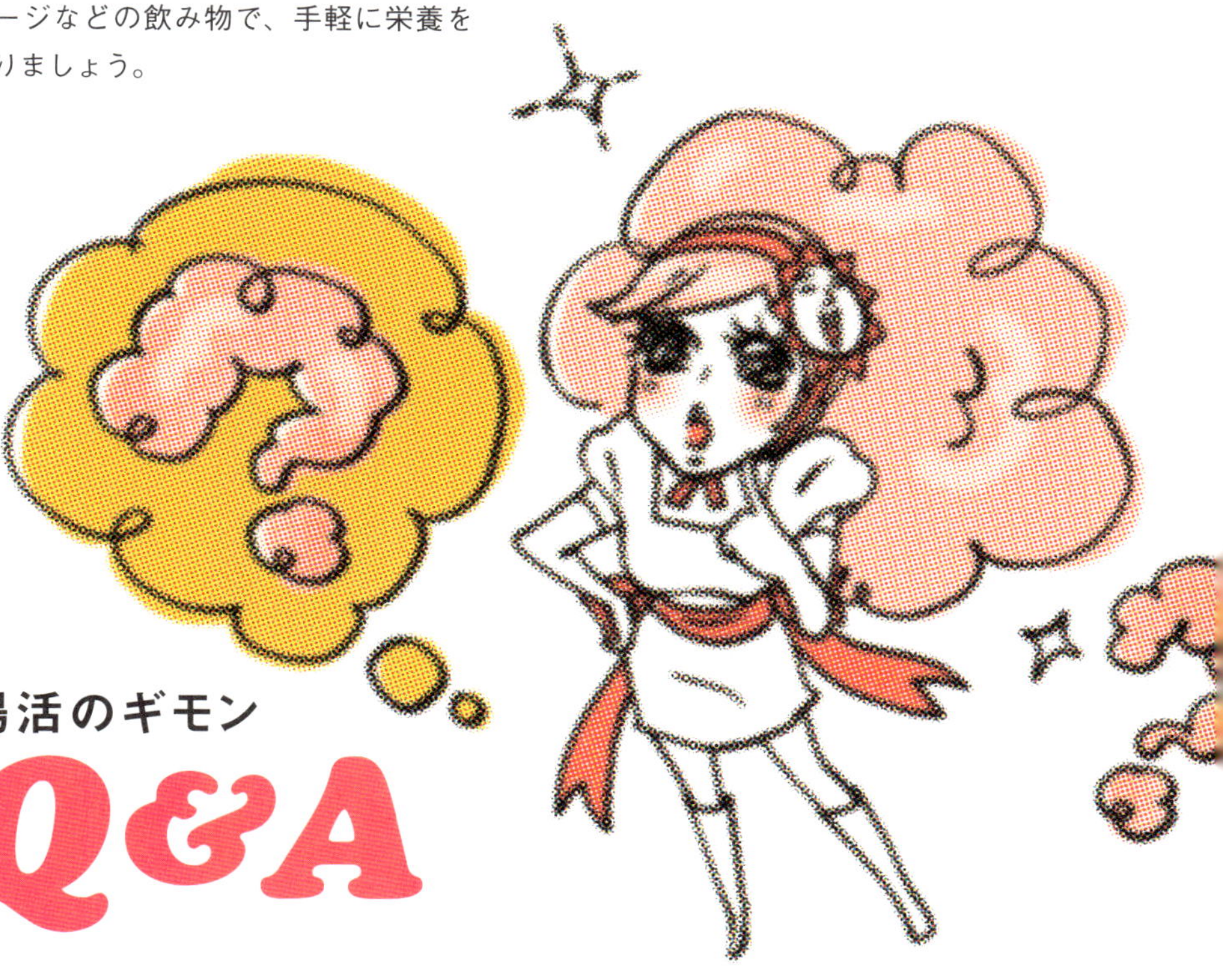

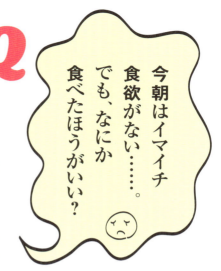

腸活のギモン
Q&A

Q

寝坊した！
コンビニで
サッと買える
腸にいい朝食は？

A

「シリアルバー」と「飲むヨーグルト」がおすすめ！

オフィスで手軽に食べる……ということであれば、食物繊維が豊富な「シリアルバー」と、手軽に乳酸菌がとれる「飲むヨーグルト」の組み合わせがいいと思います。最近は、グラノーラ１食分がカップ容器に入った商品も発売されています。容器に、牛乳または豆乳、ヨーグルトを入れてそのままいただけるので、お皿を用意したり、洗う手間が省けるのでこちらもおすすめですよ！

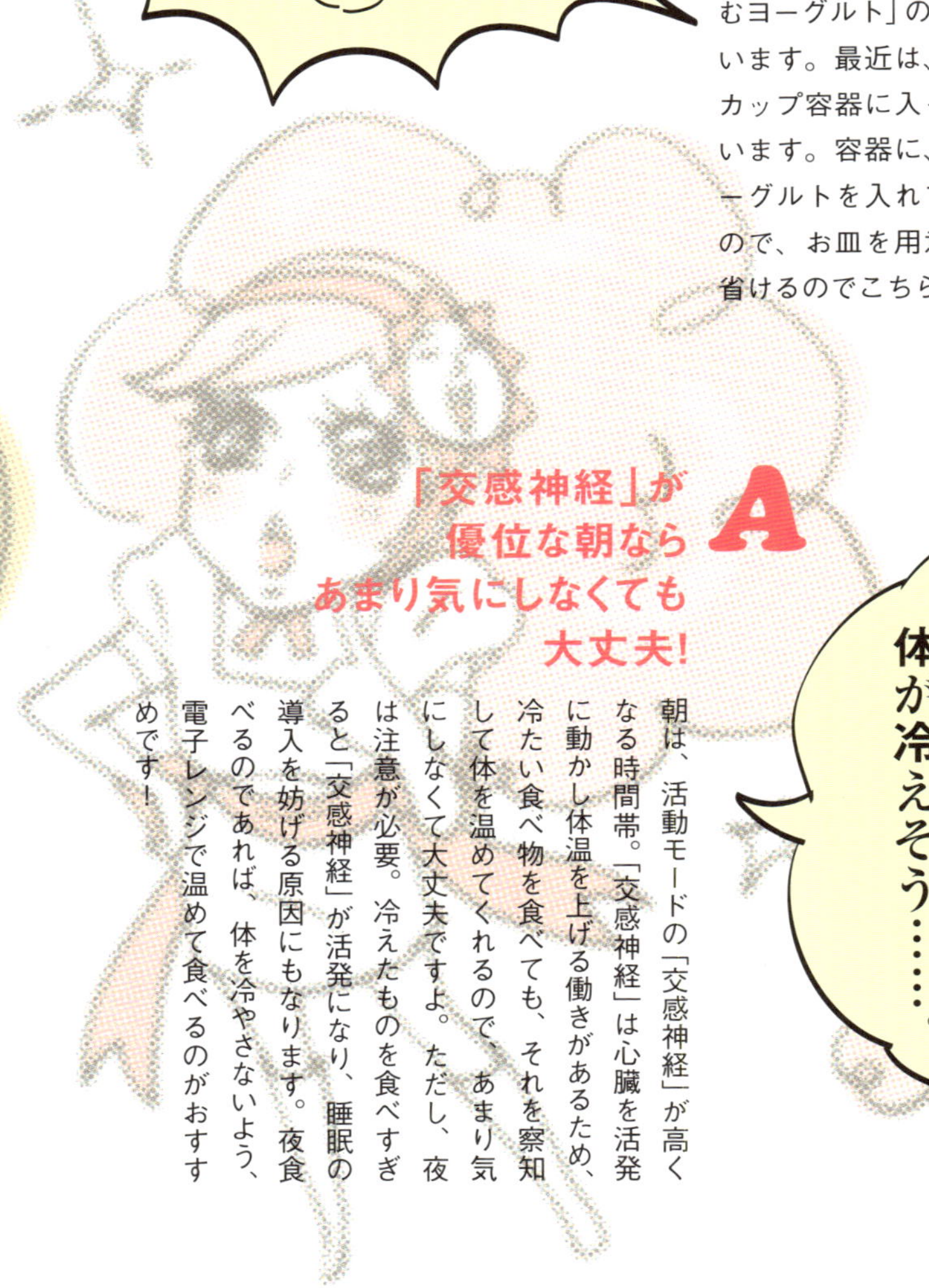

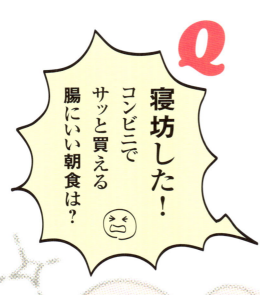

Q

寒い季節の朝。
ヨーグルトを
食べると
体が冷えそう……。

A

「交感神経」が優位な朝ならあまり気にしなくても大丈夫！

朝は、活動モードの「交感神経」が高くなる時間帯。「交感神経」は心臓を活発に動かし体温を上げる働きがあるため、冷たい食べ物を食べても、それを察知して体を温めてくれるので、あまり気にしなくて大丈夫ですよ。ただし、夜は注意が必要。冷えたものを食べすぎると「交感神経」が活発になり、睡眠の導入を妨げる原因にもなります。夜食べるのであれば、体を冷やさないよう、電子レンジで温めて食べるのがおすすめです！

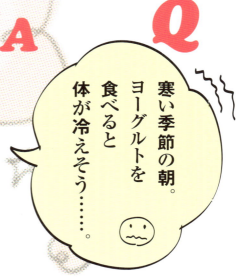

腸活のギモン Q&A

Q
正直、私は便秘症じゃないのですが、「腸活ダイエット」は効きますか？

A
腸トラブルを抱えていなくても体重は落ちますよ。

快便の人も腸内環境を整えることで、より栄養素が全身の細胞に効率よく運ばれるようになります。結果、代謝がこれまで以上に高まるので、十分ダイエット効果を期待できますよ。また、自分では便秘症ではないと思っていても、調べてみると腸内に宿便がどっさりたまっているというケースは多くありますし、毎日出ていてもコロコロとした便しか出ていなければ、便秘の可能性大！ 同様に、毎朝お通じがあっても軟便気味だったり、水っぽい便が続くという人も、腸内が悪玉菌優勢になっている可能性が多いにあります。
このように腸内環境の善し悪しは一概に判断できないので、お通じ事情に関係なく、日頃から腸を整える生活（＝腸活）をしておくことが大切です。どのようなケースも、自然と体重が落ちていき、やせ体質を手に入れられますよ。

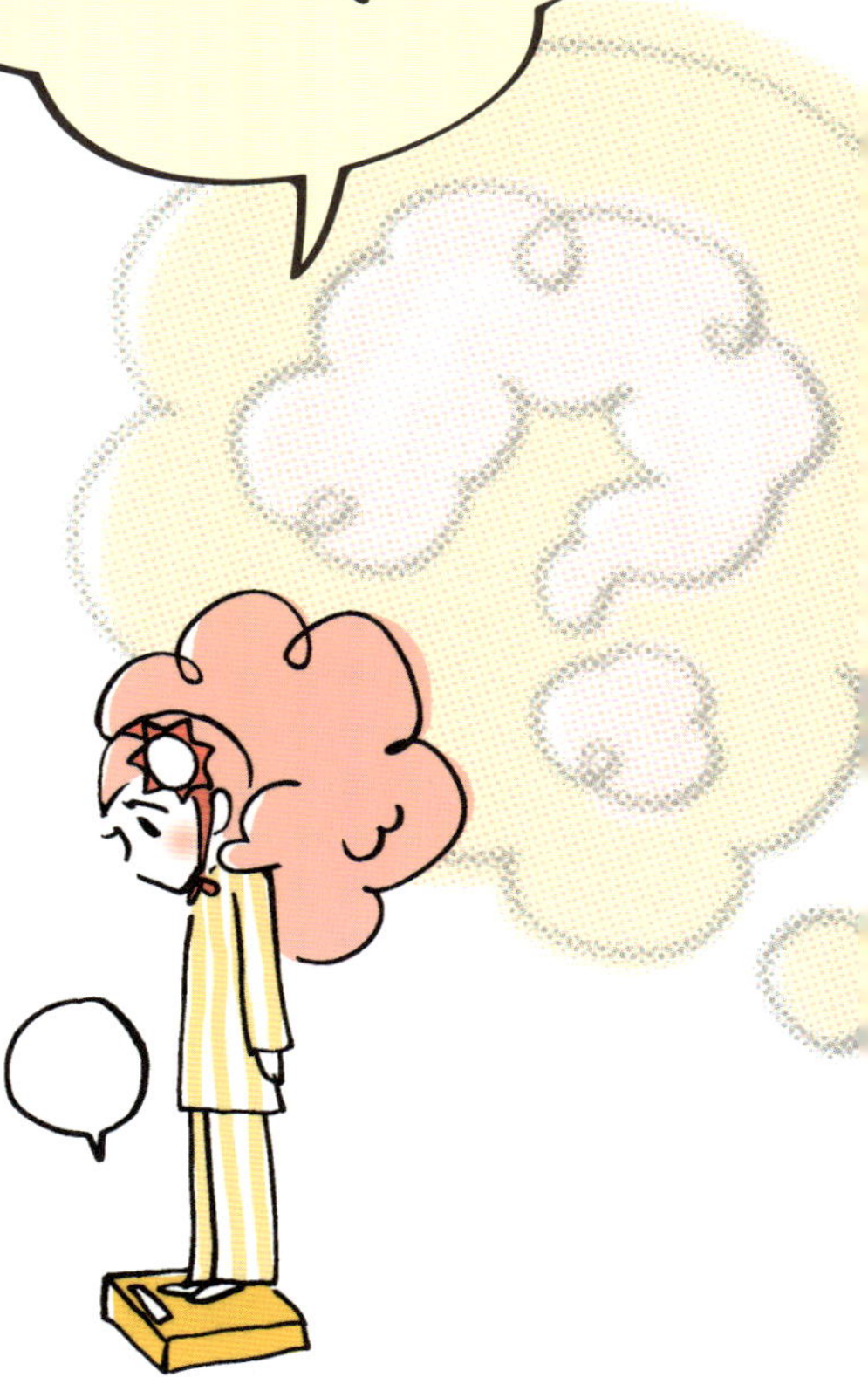

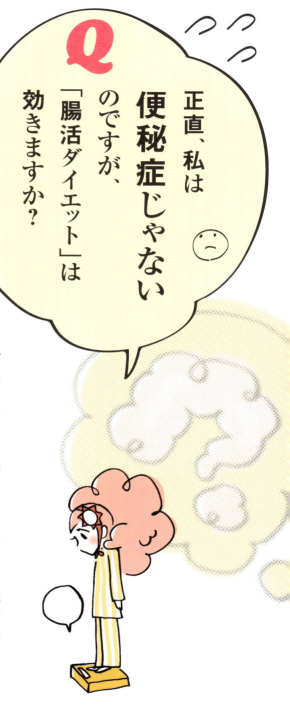

Q

すぐに下痢しちゃう私。「過敏性腸症候群」を疑ってます。これも「腸活」で改善しますか？

A

腸内細菌のバランスを整えることで症状は改善しますよ。

ストレスや緊張を感じると、急にお腹が痛くなって下痢になる。もしくは、便秘と下痢を繰り返す……。このような症状が思い当たる方は、もしかして自律神経のバランスが乱れることによって引き起こされる「過敏性腸症候群」かもしれません。

過度なストレスなど、原因は複数考えられますが、腸内細菌のバランスを整え、善玉菌が働きやすくする環境を作ることで、その症状は改善しますよ。

ただし「過敏性腸症候群」の方は、過度に不溶性食物繊維をとると消化ができず、腸に負担をかけてしまう場合もあります。とり過ぎに注意が必要です。

不溶性食物繊維が豊富な食材

- さつまいも
- さといも
- レタス
- きくらげ

便のカサを増やして腸のぜんどう運動を促してくれる「不溶性食物繊維」ですが、便秘が続く時や、下痢の時には、腸に負担をかけてしまうので要注意です。水溶性食物繊維（31ページ）を意識してとるようにしましょう。

Q

「腸活ダイエット」がんばります！ランチにも気を配ったほうがいいですよね？

A

食事の内容より よく噛んで食べることを 意識して。

毎回、食事の内容に気を配ると、それ自体がストレスになり、腸の働きを鈍らせてしまいます。朝、朝食などで腸の機能を高めている分、お昼はこってりしたメニューやお肉料理など、好きな食事を楽しんでOKです。ただし同僚とのおしゃべりに夢中になっていると、よく噛まずに食べてしまいがち。早食いをすると、午後お腹が張ったり、肥満につながったりするので、よく噛んで食べることを意識してくださいね。

Q

仕事で終電になる日がたびたび……。夜遅くの夕食には何がおすすめですか？

A

ヘルシーなスープごはんが◎。腹6分目を心がけて。

油をたっぷり使った料理や脂身の多い肉料理は、消化に時間がかかり、腸に負担をかけるので避けましょう。おすすめは、味噌汁や野菜スープなどの消化がよいもの。体を温め、スムーズな睡眠を促してくれますし、満足感もありますよ。炭水化物をとりたい場合は、麦ごはんを半膳、うどんを半玉分入れたり、お豆腐を入れてかさ増しするなどの工夫を。いずれにしても腸への負担を増やさないよう、“腹6分目”を心がけてくださいね。

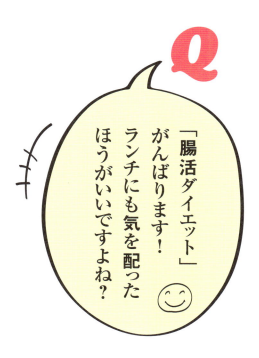

PART.2

小林家でも愛用！
本当に使える
アイテム16品を厳選!!
腸活の名品
セレクション。

「健康にいい」と言われる商品は様々にあります。

ですが、その数が多いだけに、迷ってしまって、

結局どれを選べばいいのか分からない！という方が多いのではないでしょうか。

本章では、腸の専門医である私と、

パートナーの小林メディカルクリニック東京、小林暁子院長が

実際に日々愛用し、「腸活」にいい効果を実感しているアイテムだけをご紹介します。

ＰＡＲＴ１でお伝えした腸活メソッドにそのまま取り入れられる、

おすすめの水やヨーグルト、オリーブオイルや、

ご家庭やオフィスでのスキマ時間を彩ってくれるハーブティーやスイーツなど。

あなたの日々の生活にすぐ取り入れられる腸活アイテムばかりです。

ぜひご活用ください。

「腸活」名品リスト16

腸活メソッドとしてすぐに取り入れられる名品や、腸活を強力にサポートする質の高いサプリメント、そして、一段上の美しさを作る高機能なドクターズコスメまで。私たちが効果を実感している名品だけを集めました。

☑ 毎日の腸活に使える名品たち

1 FIJI Water/フィジーウォーター
2 明治ブルガリアヨーグルト LB81 プレーン
3 ローソン グリーンスムージー
4 エミール ノエル オーガニック エキストラヴァージンオリーブオイル
5 オールブラン ブランフレーク プレーン
6 枝まめ納豆
7 はくばくもち麦ごはん

☑ 腸活をサポートする名品たち

8 ファイバープロ
9 BIBIO 生菌配合乳酸菌

☑ スキマ時間にも腸活名品を

10 プロヴァメル オーガニック 豆乳飲料
11 ELLE café コールドプレスジュース
12 クリッパー オーガニック ハーブティー
13 ネイチャーズ パース ラブ クランチ オーガニック グラノーラ
14 スイーツデイズ 乳酸菌ショコラ

☑ 美腸とともにきれい底上げコスメ

15 ビタミンC誘導体ローション
16 Eternal White Day Cream

腸活の名品
1

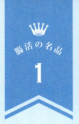

良質なミネラルを含む高機能ウォーター。

FIJI Water／フィジーウォーター

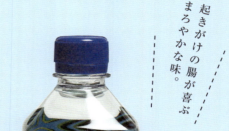

起きがけの腸が喜ぶ
まろやかな味。

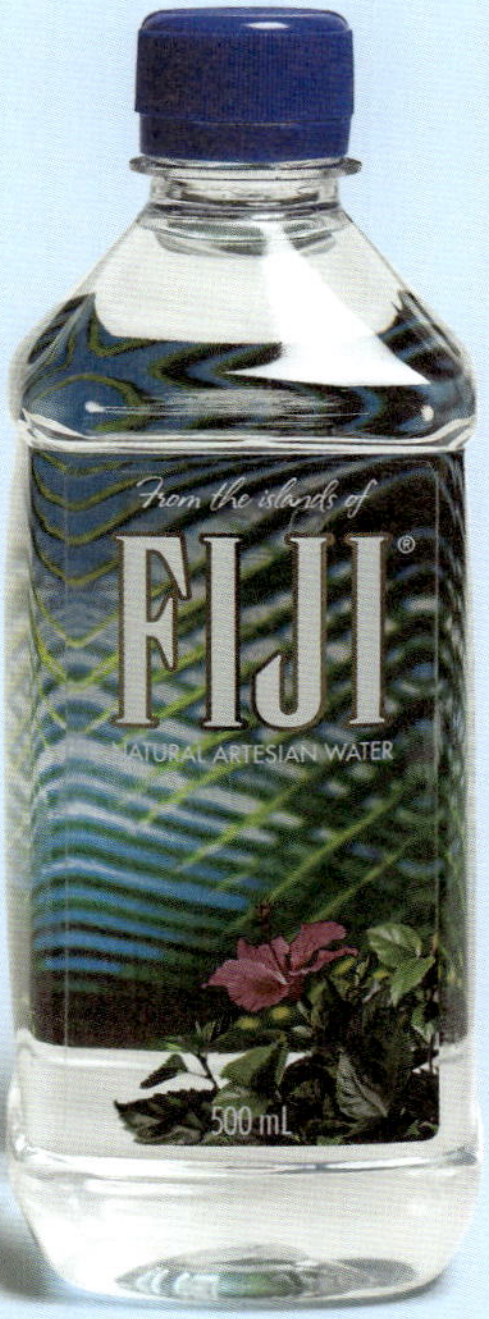

毎日の腸活に使える名品たち

朝時間にとり入れてほしい食品をピックアップ。どれも腸の機能を高めてくれる一級品ばかり。コンビニやスーパーなどで、手軽に買えるのも嬉しい！

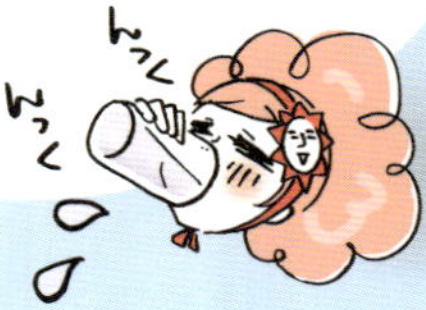

ミネラルは骨や歯、血液など体を作るための材料で、生きるために必要不可欠な栄養素。にも関わらず、私たち現代人は圧倒的に不足しています。放置しておくと全身の様々な不調を引き起こしたり、腸の老化を招くなど腸内にも悪影響を及ぼすので要注意です。ミネラルは人体では作れない栄養素なので、食事での摂取が重要ですが、ミネラルウォーターでも補うことができます。

私が飲んでいるのは、美容・健康ミネラルといわれるシリカが多く含まれる「FIJI Water」。日本人の口にも合う軟水で、口当たりのよいまろやかなお水です。朝、目覚めてすぐにコップ１杯分飲んでいるのですが、体の中にスーッと染み渡っていきます。水分を十分に摂らないと便秘の原因にもなるので、こうした良質なミネラルを含むお水を積極的にとっていただきたいですね。

500ml×６本入り ¥1200 ／インターパイロン（☎03-6779-4200）

腸活の名品 2

腸のバリア機能を高める「LB81菌」に注目。

明治ブルガリアヨーグルト LB81 プレーン

腸内環境を
整えてくれる
優秀ヨーグルト！

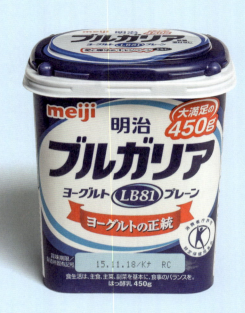

ヨーグルトに含まれる乳酸菌は、腸内の善玉菌を増やして、腸内環境を整えてくれる細菌の一種。たくさんの種類が存在しますが、腸管に効く乳酸菌として注目されているのが、明治ブルガリアヨーグルトに含まれる「LB81菌」です。腸の上皮細胞に働きかけて、便秘やストレスなどによってダメージを受けたバリア層の機能を高めると考えられています。腸が正常に働くことで、栄養の消化・吸収が効率よく行われるため、全身の健康状態もよくなります。

その効果を十分に得るためには、1日100～200gを目安に、毎日食べることが大切です。そのまま食べても美味しいですが、ビフィズス菌のエサになるオリゴ糖が含まれるはちみつをかけたり、キウイなどの水溶性の食物繊維が豊富な果物やシリアルを混ぜて、食べていただくのが理想的です。

450g ¥280／明治（0120-598-369）

腸活の名品

3

1食分の野菜が手軽にとれる絶品ジュース。

ローソン グリーンスムージー

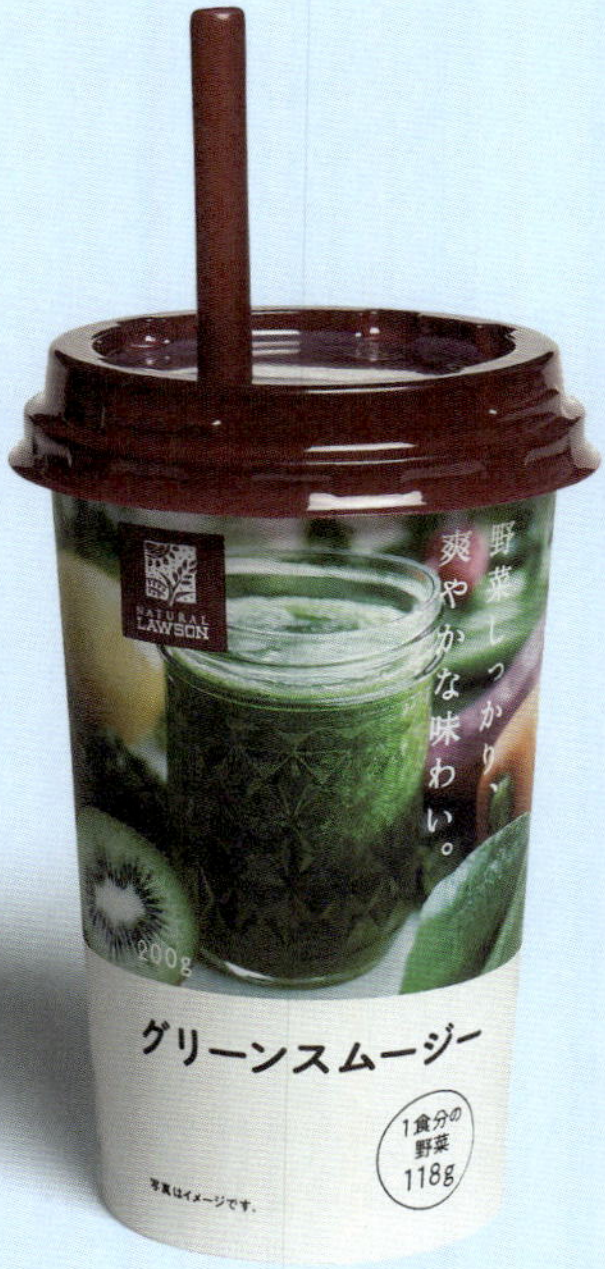

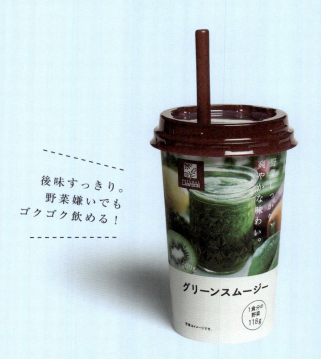

後味すっきり。
野菜嫌いでも
ゴクゴク飲める！

腸の状態を整えるためには、朝しっかり野菜をとることが大切です。とはいえ、朝からボウル一杯のサラダを食べるのは難しいですよね？ そんな人におすすめなのが、ローソンのグリーンスムージー。1本で野菜118g（およそ1食分の野菜の目安）がとれるので、忙しい朝でも手軽に野菜を補えます。ケールや小松菜などの葉野菜にキウイやリンゴなどの果物を加えているので、独特の青臭さや苦みがなく爽やかな味わい。とにかく美味しいのひと言です。野菜ジュースが苦手な私も、毎朝ゴクゴク飲んでいます（笑）。

キウイやリンゴには、便を柔らかくする水溶性の食物繊維がたっぷり含まれているので、便通がよくなるという効果も期待できます。甘みもあり飲み応えもあるので、仕事中ついつい間食をしてしまう……という人は、おやつ代わりに飲んでもいいですね。

200g ¥178 ／ローソン（0120-07-3963）

腸活の名品
4

便秘改善に不可欠なオイルは良質なものをセレクト。

エミール ノエル オーガニック エキストラヴァージンオリーブオイル

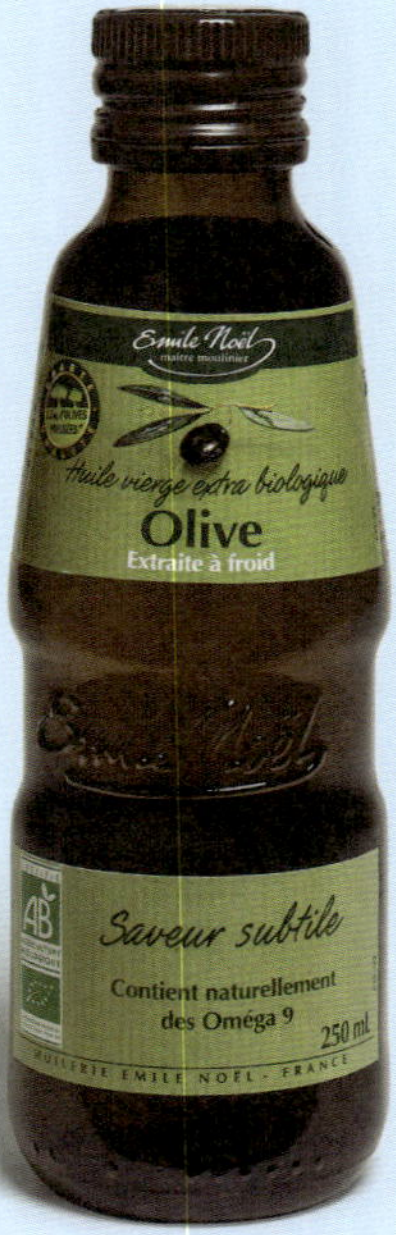

有機オリーブを使用。
えぐみが少なく
生のままとりやすい！

朝だけ腸活メソッドのひとつに「朝、大さじ２杯のオリーブオイルをとる」がありますが、おすすめはこちらのオリーブオイルです。まろやかでえぐみが少ないので、他のオイルに比べて、比較的とりやすいと思いますよ。

またエミール ノエルのオイルは品質の高さも魅力。厳選された有機オリーブを熱を加えず、溶剤も使わずにゆっくりと丁寧に絞り出しているため、栄養分や風味を壊さず、ありのままのオリーブの味を楽しめます。

オイルには便をスルっと出しやすい状態にするという働きがありますが、その恩恵を最大限受けるには、やはり加熱調理せず、シンプルに生野菜に和えたり、風味づけとして使用するのが理想です。バゲットにつけたり、納豆やヨーグルトにかけても美味しいですよ。便秘症で悩んでいる方は、ぜひお試しください。

250ml ¥1296 ／ MIE PROJECT (☎03-5465-2121)

腸活の名品
5

自然由来の食物繊維でお腹の調子を整えて便通改善。

オールブラン ブランフレーク プレーン

ブランに含まれる
食物繊維量は
小麦の中でダントツ!

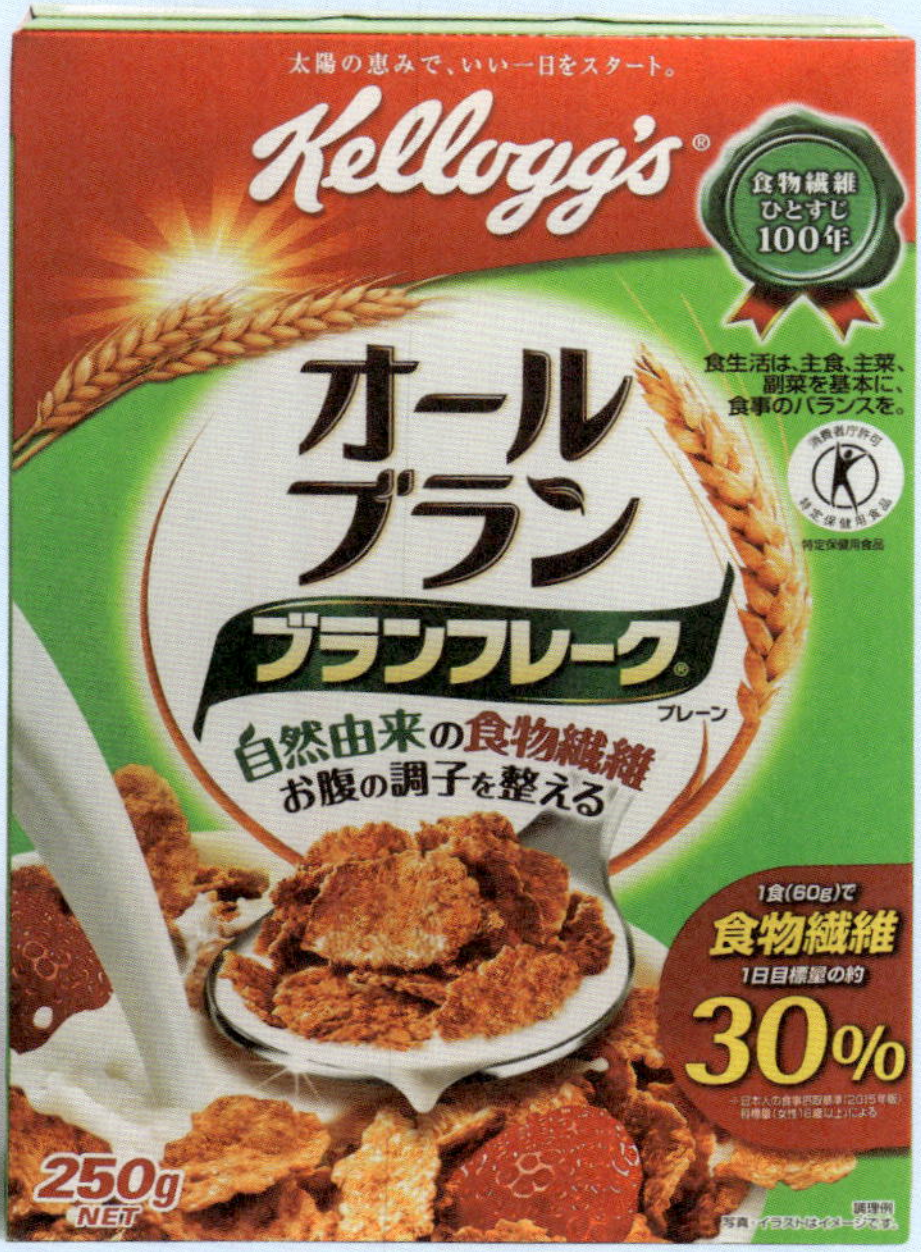

ブラン(ふすま)を主原料に香ばしく焼き上げた「オールブラン ブランフレーク」は、ほどよい甘さで食べやすく、シリアル初心者にもおすすめ。サクサクとした食感で、食べ応えも抜群です。ブラン(ふすま)とは小麦の外皮部分のことで、小麦の中でも最も食物繊維量が高いといわれています。お腹の中で水分を吸収して大きく膨らみ、腸壁を刺激する不溶性食物繊維を多く含んでいるため、ぜんどう運動を促す働きがあります。

シリアルには牛乳が定番ですが、小林家ではヘルシーな豆乳が多いですね。また、ヨーグルトと食物繊維は「美腸のゴールデンコンビ」。一緒にとることで、腸内環境の改善により高い効果を発揮してくれます。プラス、ビフィズス菌の栄養となるオリゴ糖が豊富なはちみつをかけて食べれば、言うことなし! 朝からすっきり快便を体験したい人はぜひ。

250g メーカー希望小売価格¥437 ／日本ケロッグ(0120-500-209)

腸活の名品
6

食物繊維をバランスよくとって、お通じ改善。

枝まめ納豆

枝豆特有の、
香ばしさと
食感が美味♡

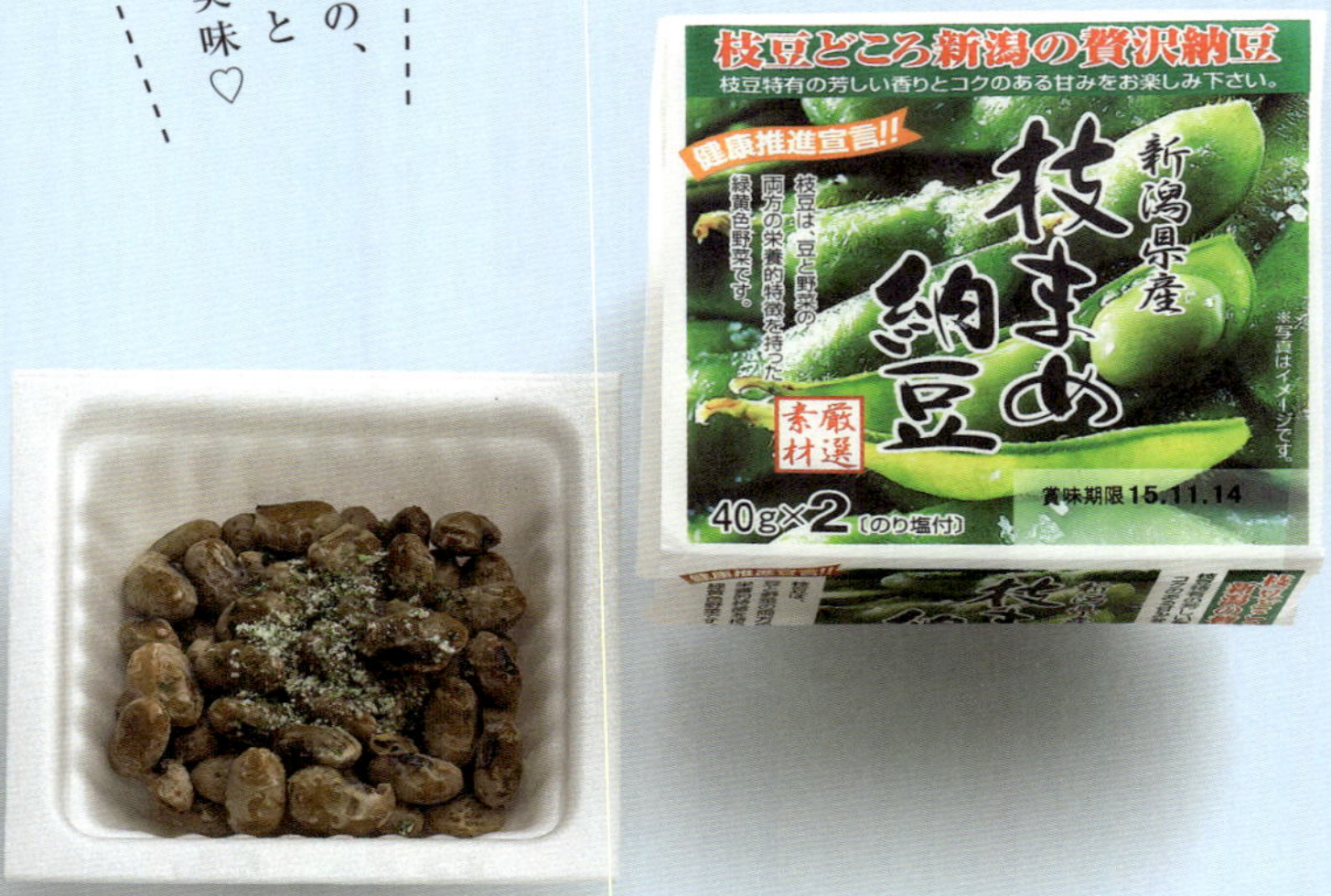

納豆には、悪玉菌の繁殖を抑制する納豆菌（ナットウキナーゼ）や大豆オリゴ糖など、お通じ改善に役立つ成分が豊富に含まれていますが、特筆すべきは食物繊維のバランス。食物繊維には、毒素を吸着し、便のかさを増して腸を掃除する「不溶性」と善玉菌のエサになる「水溶性」の２種類ありますが、そのバランスが２：１とまさに理想的なのです。また１パックで１日に必要な食物繊維の1/7がとれるのも魅力ですね。

たくさんの商品が販売されていますが、枝豆特有の香ばしい香りと甘みを味わえる「枝まめ納豆」は、冷蔵庫に常備するようにしています。通常のものに比べ、臭いが少ないので、納豆があまり得意でない方にもおすすめです。ごはんにかけて食べてもいいですし、豆腐の上にのせてお酒のおつまみとしていただいても美味しいですよ。

40g×２パック入り ¥198 ／山ノ下納豆製造所（0120-710-580）

腸活の名品
7

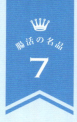

いつもの白米に混ぜるだけで腸内が元気に。

はくばく もち麦ごはん

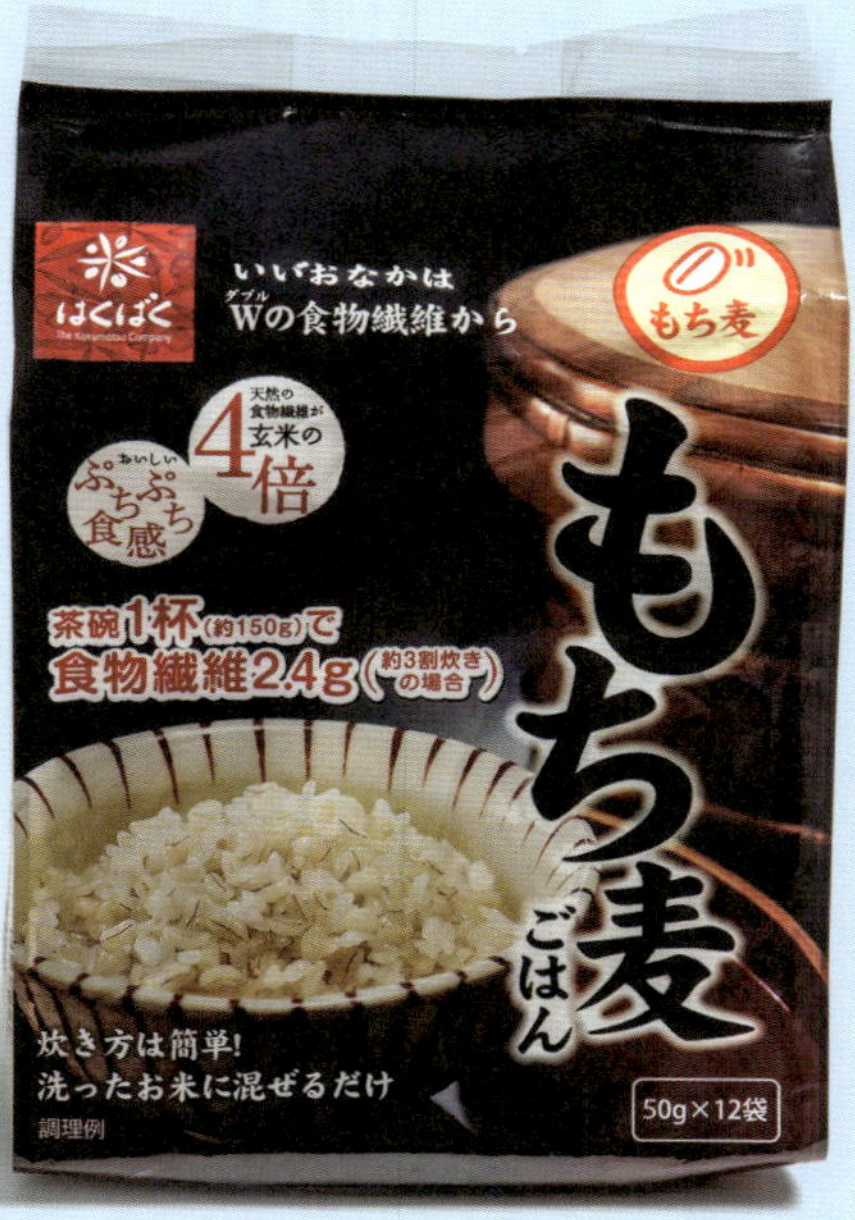

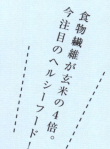

食物繊維が玄米の4倍。
今注目のヘルシーフード!

もち麦は穀類の中でも食物繊維の含有率が高く、ヘルシーフードとして注目を集めています。とくに善玉菌のエサになり、腸内を活性化させる「水溶性」の食物繊維が米や小麦に比べて多く含まれているので、腸活にはぴったりの食品です。おまけに、大腸に届くと代謝をアップさせる「短鎖脂肪酸」も生成してくれるので、食べ続けることでダイエット効果も期待できますよ。

「はくばく もち麦ごはん」は、香り高い味わいで美味。クセが少ないので、玄米などの雑穀ごはんが苦手な方でも、比較的チャレンジしやすいのではないでしょうか? 炊き方も洗ったお米に混ぜるだけと簡単です! ごはんの上に納豆をかけていただいたり、もち麦をサッと茹でて、いつものサラダに加えて食べても美味しい。もちもちプチプチとした食感がクセになりますよ。

50g×12袋入り ¥450 /はくばく (0120-089890)

腸活の名品

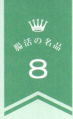

8

天然由来の食物繊維を手軽にとれるサプリメント。

ファイバープロ

グアー豆から作られた、
医師注目の食物繊維！

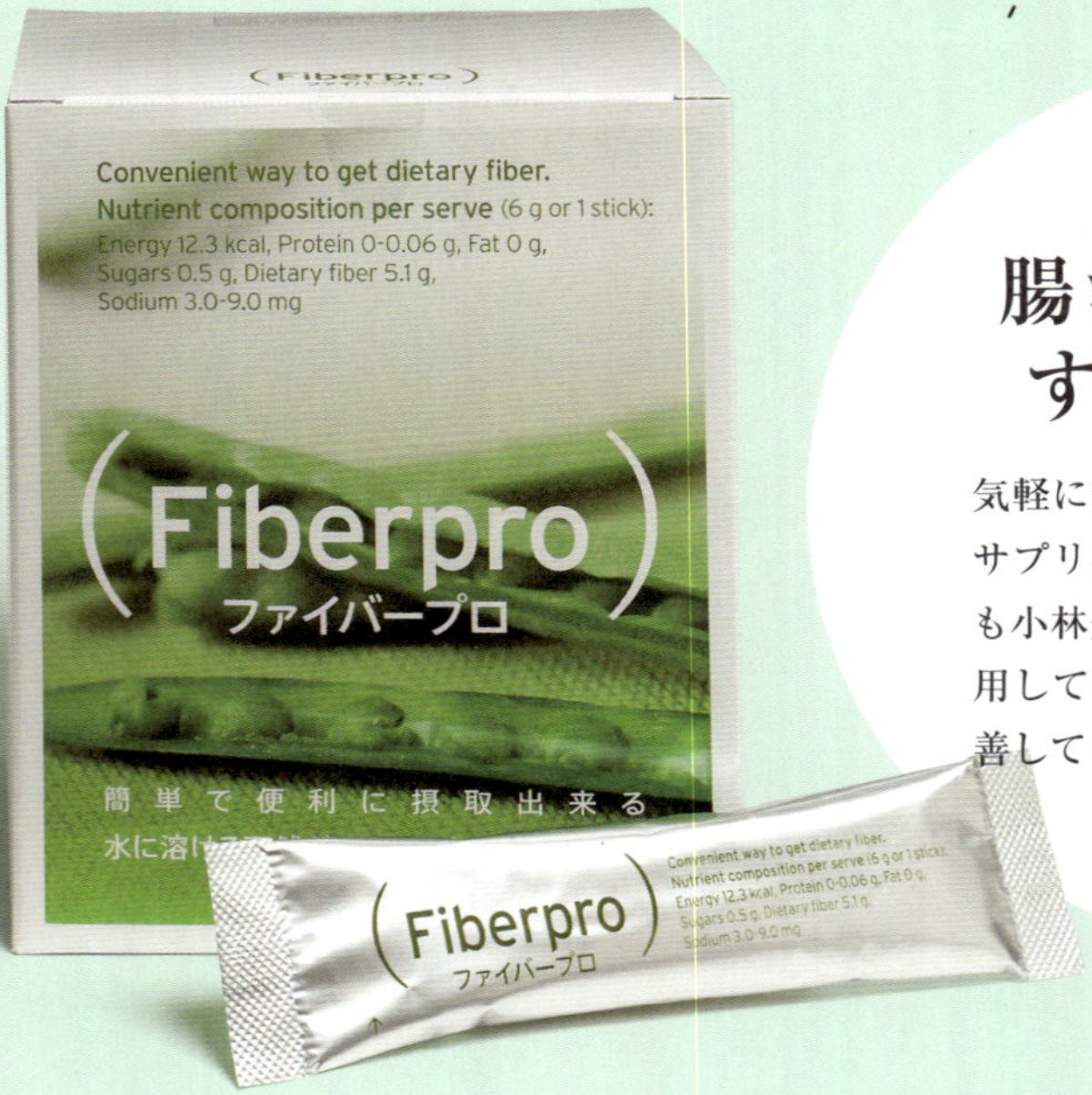

腸活をサポートする名品たち

気軽に食物繊維や乳酸菌を補えるサプリは腸活の強い味方。どちらも小林先生が便秘外来の治療で使用しているもの。頑固な便秘も改善してくれますよ。

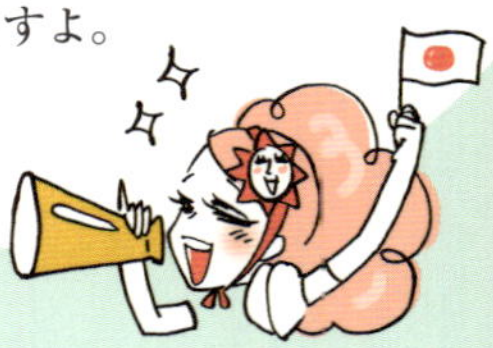

原料は、天然のグアー豆。水溶性の食物繊維を非常に多く含んでおり、ビフィズス菌の増殖能力が人工のものと比較して3、4倍違うといわれています。このグア豆は腸内を弱酸性に保ち、善玉菌が発育しやすい環境にしてくれるため、便秘だけではなく下痢の改善にも効果を発揮してくれます。また大腸に届くと、代謝をアップさせる「短鎖脂肪酸」を生成する量が他の食物繊維に比べて多いため、ダイエット効果が高いのも魅力的。外食が続くと、どうしても野菜がとりにくく、食物繊維が不足しがち……。そんな時、コーヒーやジュース、スープ、お水などに入れて、気軽に食物繊維を補えるファイバープロは心強い存在です。便秘外来の治療にも使用しており、多くの患者さんの頑固な便秘をすっきり改善してくれています。そういう私も、愛飲歴5年目。おかげで体調もいいですよ！

6 g × 30包入り ¥3240 ／ドクターズデザインカンパニー（☎03-6277-7735）

腸活の名品
9

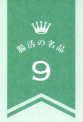

美肌効果も抜群! 生菌配合サプリメント。

BIBIO 生菌配合乳酸菌

便秘・軟便・お腹の張りで
お悩みの方におすすめ!

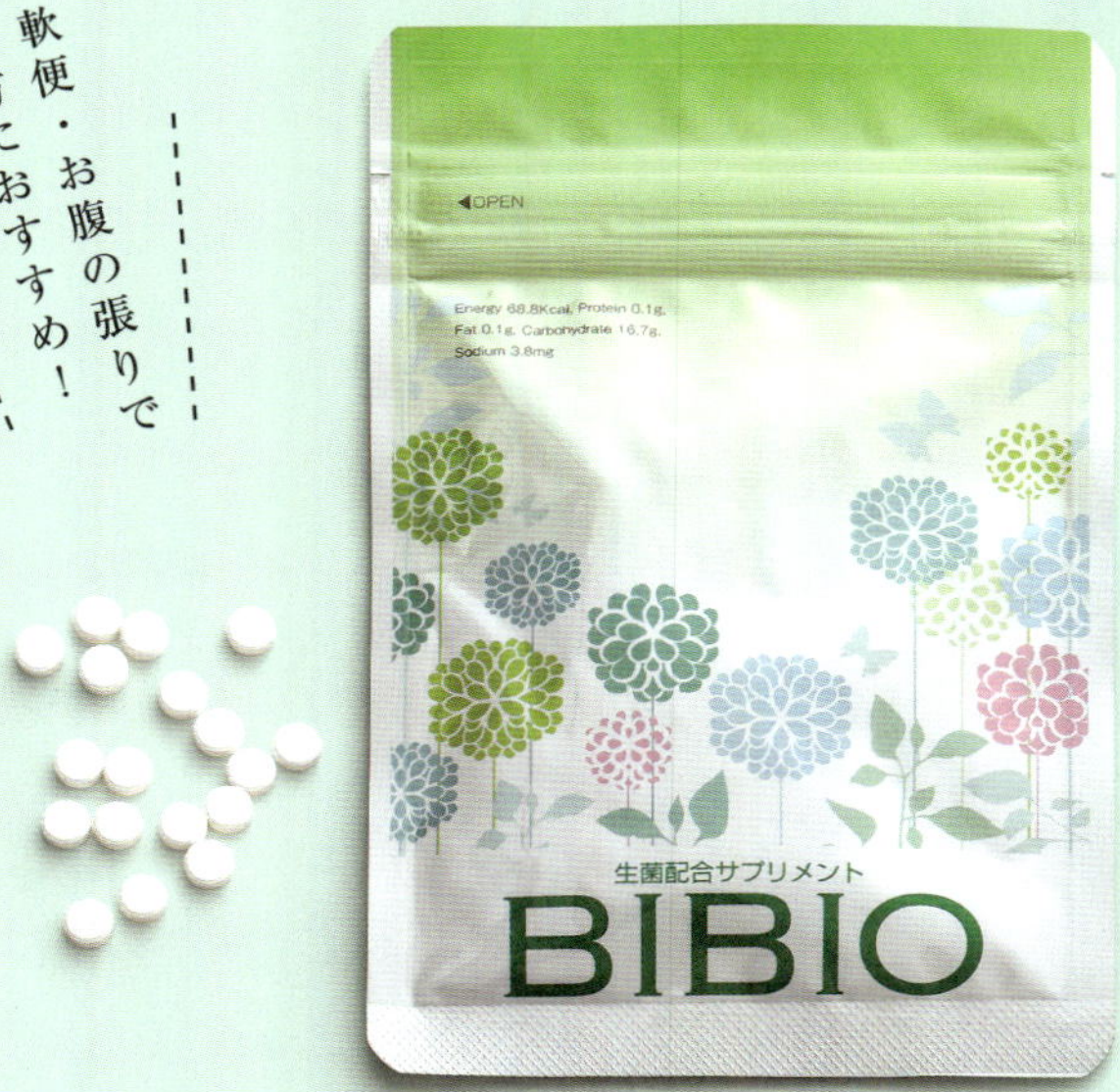

生きている「乳酸菌」「酪酸菌」「ナットウ菌」を配合したサプリメントです。3つの善玉菌はそれぞれ腸内で違った働きをします。たとえば、乳酸菌は酪酸菌と共生することにより、活発に増殖して腸内の有害菌を抑制。そして酪酸菌は、腸粘膜の健康に大切な短鎖脂肪酸を作り、ナットウ菌はビフィズス菌などの有益菌を増やします。これら3つの善玉菌が助けあって活動することで腸内を整え、便秘・軟便・腹部膨満感を改善するのです。また、“美肌の菌”と呼ばれる「H61菌」という乳酸菌を配合しているため、お肌ツルツルに。美肌マスターの小林暁子院長によると、毛穴の引き締め、ハリアップに効果が期待できるそうです。ナットウ菌が豊富に含まれているので、体調を整えてくれるという効果も。疲れやすかったり、体のだるさを感じやすい人にもおすすめですよ。

180粒入り ¥4860 ／ドクターズデザインカンパニー（☎03-6277-7735）

腸活の名品

10

オーガニック&添加物フリーが嬉しい。

プロヴァメル
オーガニック 豆乳飲料

フレーバーが豊富！
お気に入りの味を
見つけて。

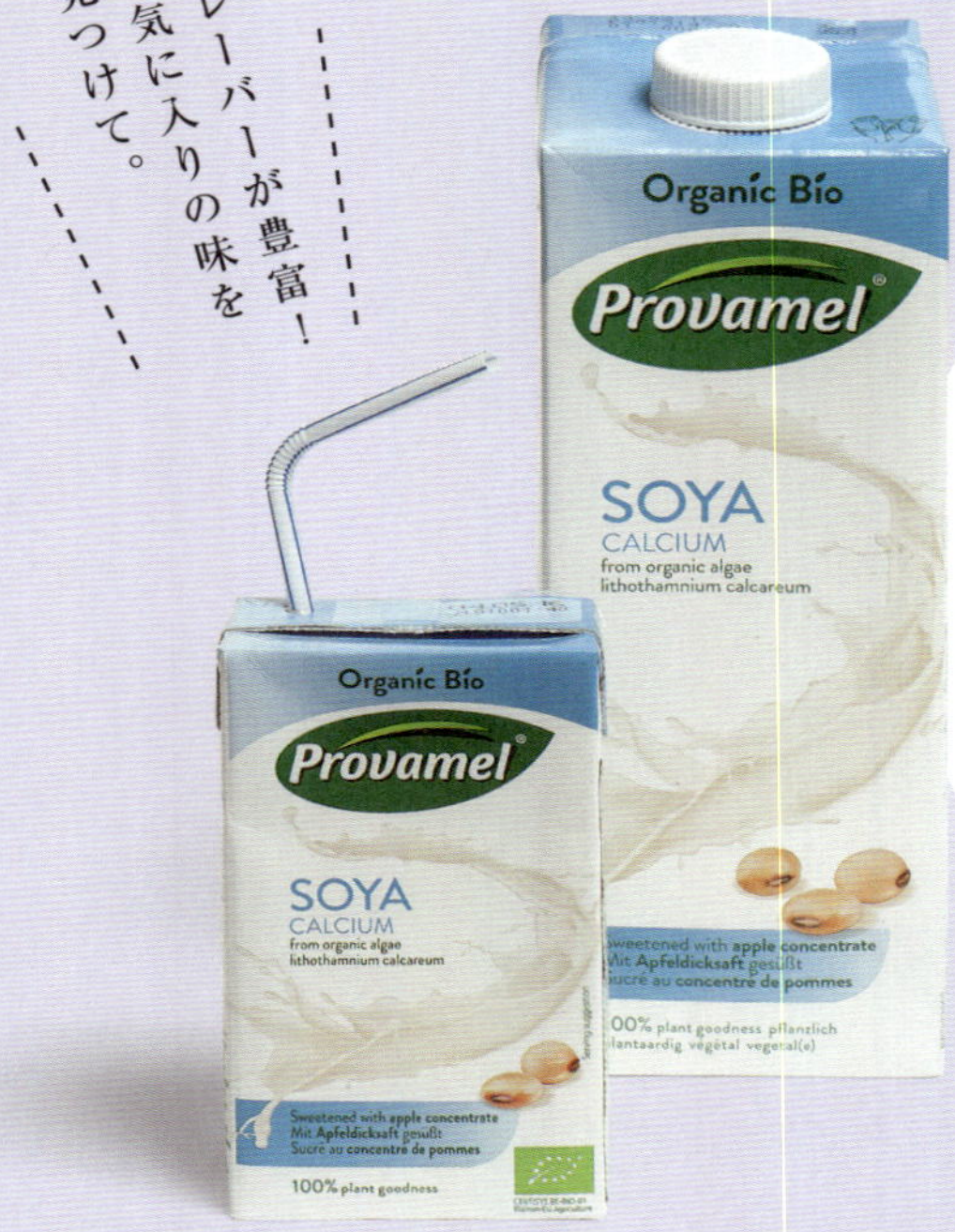

スキマ時間にも腸活名品を

普段、何気なくとっている間食も見直せば、腸はもっと元気に！ とくに美腸に効果のあるドリンク&お菓子をご紹介。リラックスタイムのお供にどうぞ。

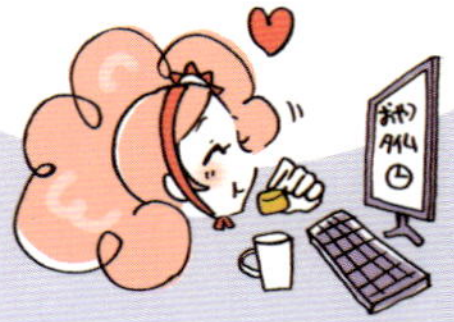

そのまま飲んだり、豆乳鍋にしたり、グラノーラにかけたり。豆乳は積極的にとるようにしています。最近のお気に入りは、プロヴァメルの豆乳。ナチュラルな有機大豆を使用しているので安心です。もちろん添加物もフリー。シンプルなタイプのほか、バニラ、チョコ、ストロベリー、バナナなど種類も豊富。飲み応えがあり、ほんのり甘さも味わえるので、オフィスに常備しておやつ代わりに飲んでもいいですね。

豆乳といえばイソフラボンによる、老化防止や美肌効果などが有名ですが、実は整腸効果もあるのです。大豆に含まれるオリゴ糖は、腸内の善玉菌のエサにもなるので、腸内環境を整え、便秘予防にも効果的。動物性食品に比べてカロリーが低く、基礎代謝を活発にする機能があるため、ダイエットにも効果があると期待されています。

250ml ¥248、1ℓ ¥642 ／ MIE PROJECT（☎03-5465-2121）

腸活の名品
11

“飲むサラダ”で、腸内をリセット。

ELLE café コールドプレスジュース

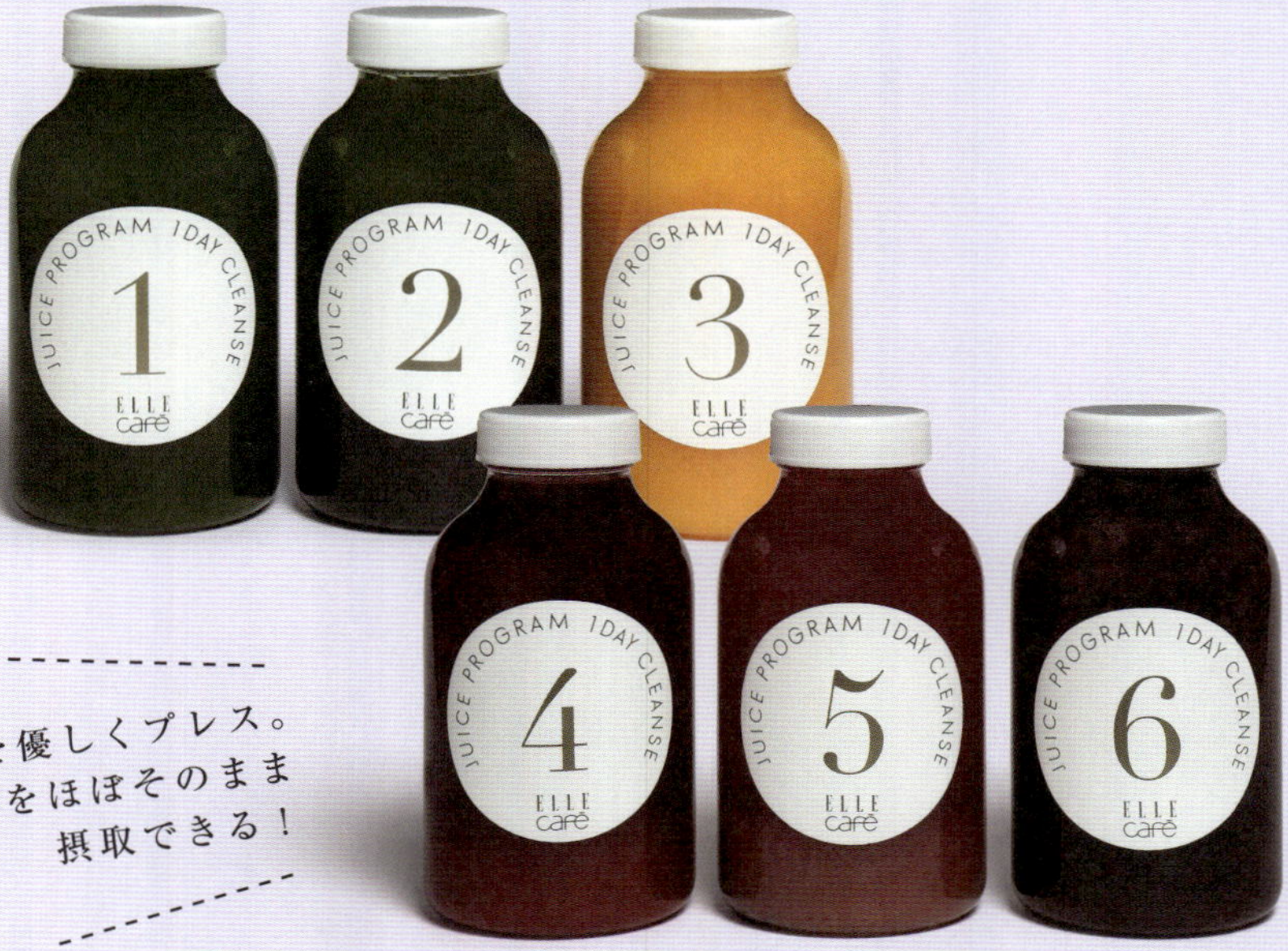

食材を優しくプレス。
栄養素をほぼそのまま
摂取できる！

コールドプレスジュースは、低速ジューサーで押しつぶすように絞ったジュース。熱による酵素、ビタミンの損傷が少なく、野菜や果物が持つ栄養素をほぼそのまま摂取することができます。筋っぽい繊維質が入っていないため、素早く栄養を吸収できるのも魅力です。ELLE caféのコールドプレスジュースには、生の状態での摂取が難しいほどに多くの量・種類の食材が使われ、医学と栄養学の観点から、味と効能の異なる４～７種類の野菜と果物がセレクトされます。どれも美味しくて、続けやすいですよ。

店頭とデリバリー（都内のみ）では６本セットの「ジュースクレンズプログラム」も販売。こちらは１日６本のジュースのみで過ごすことにより、内臓を休め、腸をリセットするというプログラム。定期的に行うことで、体調や肌の調子も整いますよ。

（写真はワンデイ ジュースクレンズプログラム【ビューティ】）￥8424／ELLE café（☎03-3408-1188）

腸活の名品

12

気分を落ち着かせて、スムーズな排便を。

クリッパー オーガニック ハーブティー

心も体もほぐれる
上質な
リラックスティー。

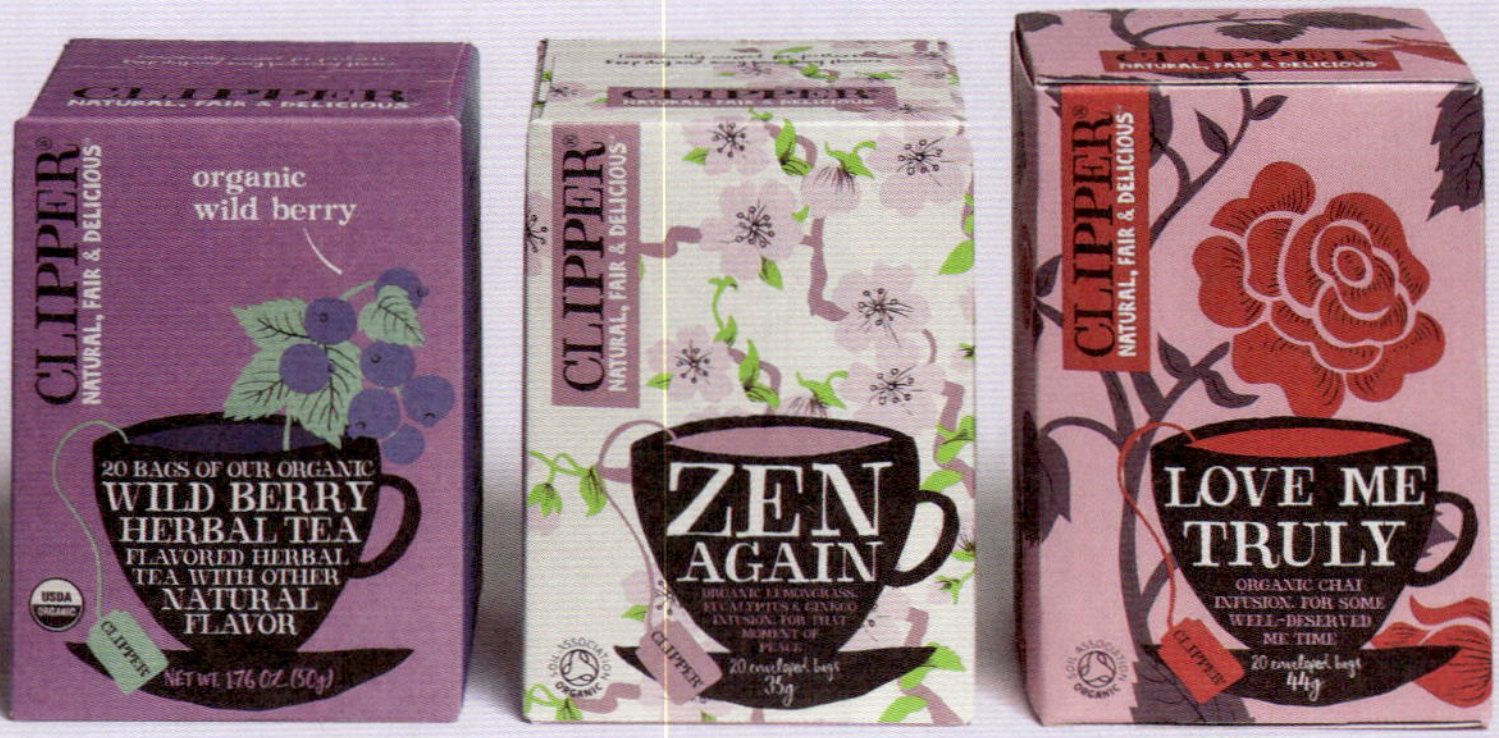

朝はバタバタ慌ただしく過ごしてしまいがちです。しかし焦るとストレスや緊張から交感神経が高まり、便が出にくい状態に。どこか気分が落ち着かない、気持ちが高ぶる……。そんな朝は、心を穏やかにしてくれるハーブティを淹れてみませんか？「クリッパー」のハーブティは、オーガニック100%のハーブを使用し、豊かな香りが楽しめます。種類が豊富なので、気分や体調に合わせて、好きな味を選べるのも魅力。ハーブの効能だけでなく、味にもこだわっているので、どのお茶もとっても美味しいですよ。

また温かいドリンクを飲むと、腸が活発に動くので、スムーズな排便を促してくれます。私は豆乳を入れたり、食物繊維サプリメント「ファイバープロ」(64ページ)を入れて飲んでいます。5分も経たないうちに便意が起こり、トイレへ直行です(笑)。

(右) クリッパー オーガニック ハーブティー ラブ・ミー・トゥルリー ¥994、(中央) クリッパー オーガニック ハーブティー ゼン・アゲイン ¥994、(左) クリッパー オーガニック ワイルドベリーティー ¥896 ／ MIE PROJECT (☎03-5465-2121)

腸活の名品
13

絶品グラノーラでストレスをためず美腸をキープ。

ネイチャーズ パース ラブ クランチ オーガニック グラノーラ

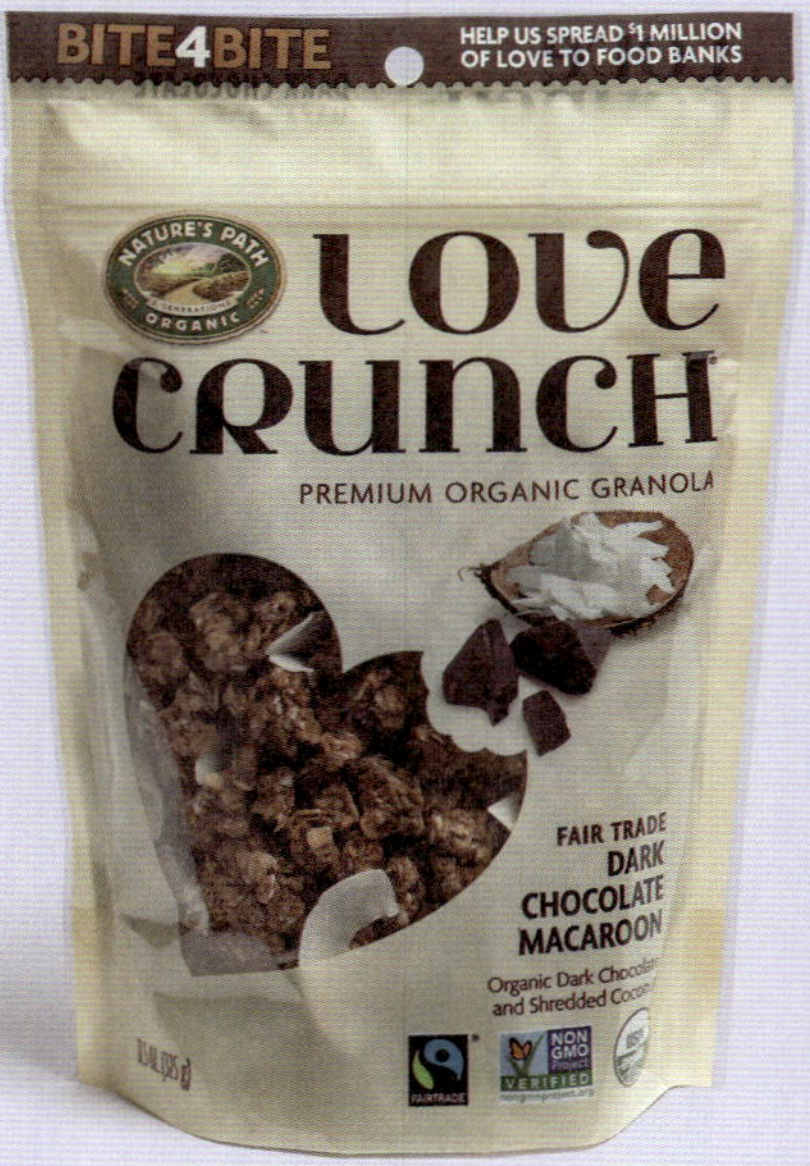

サクサク食感。よく噛めば満足度も◎。

ダイエット中でも「甘い物を食べたい」という欲を完全に断ち切るのはつらいものです。そんな時は、我慢せずにこちらをどうぞ。こんがり焼いた有機の押しオート麦と有機チョコレート、有機ココナッツがミックスされたサクサクした食感のグラノーラです。グラノーラには食物繊維、ミネラルなど美腸を作る栄養素がたっぷり。噛み応えがあるので、満腹感も得られます。有機チョコレートが入っているので「甘い物を食べたい」という欲もしっかり満たされます。そのまま食べても美味しいですが、牛乳や豆乳、ヨーグルトなどと一緒に食べても。ダイエット中とはいえ、食べたいものを我慢してばかりだと、ストレスがたまる一方。強いストレスがかかると悪玉菌が増え、腸内環境が悪化してしまうので、適度な息抜きが大切ですよ。（……ただし、食べ過ぎには注意！）

325g ¥993（写真はダークチョコレート マカロン）／MIE PROJECT（☎03-5465-2121）

腸活の名品
14

生きた乳酸菌が、100倍(※1)腸まで届く!(※2)

スイーツデイズ 乳酸菌ショコラ

チョコに包むと、
乳酸菌はいつでもどこでも
とりやすくなる！

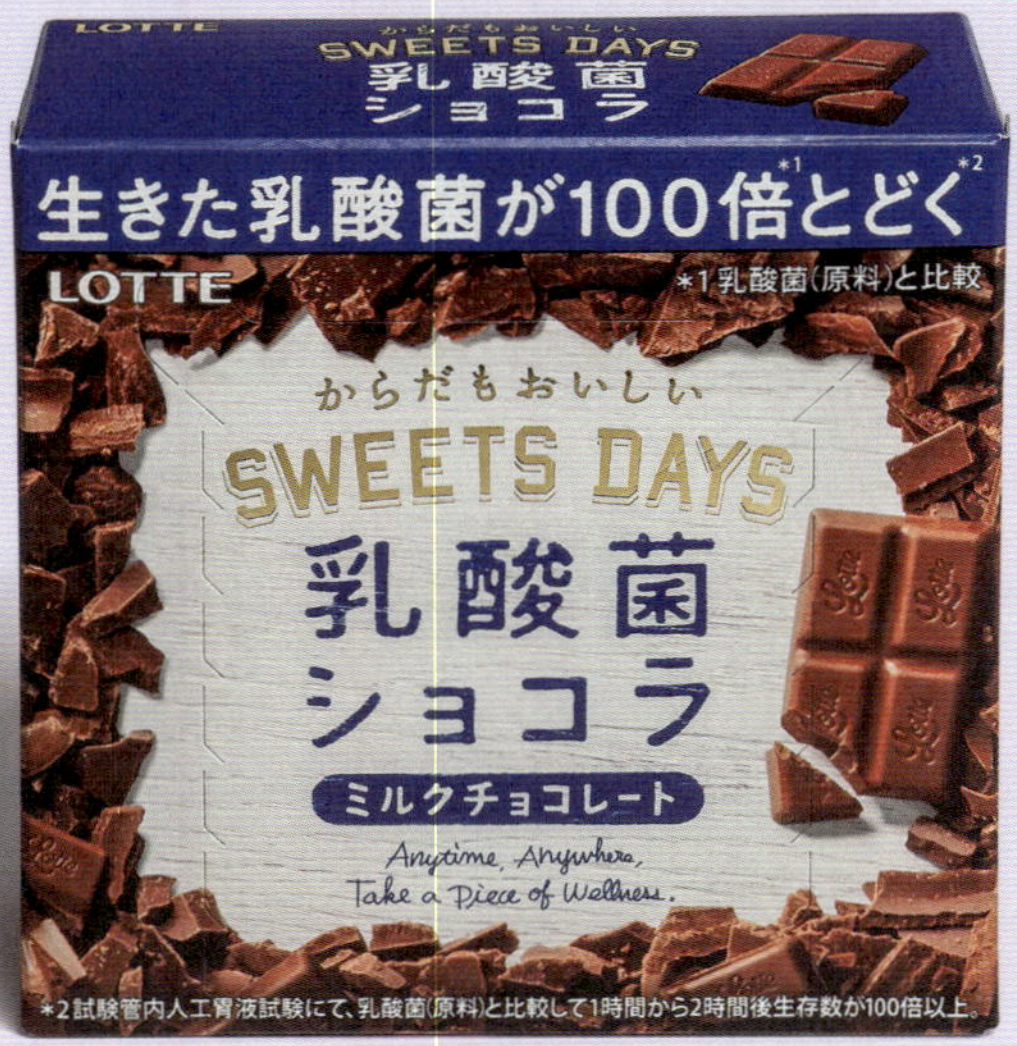

甘い物好きにおすすめしたいのが「乳酸菌ショコラ」。このチョコレートの最大の特徴は、乳酸菌をチョコで包むことで、胃酸などから守り、包まない場合と比較して、100倍届くということ(※2)。乳酸菌入りなので酸味があるのかな？と思いきや、ノーマルなミルクチョコレートの味。お菓子として普通に美味しいです(笑)。

また個包装で、常温での保存が可能なので、バッグやオフィスのデスクにしのばせておいてもいいですね。時間や場所を気にせず食べれるので、乳酸菌摂取のシーンがグンっと広がるはずです。

ダイエット中ですと、甘いお菓子を食べることに、誰もが少し罪悪感を感じるとは思いますが、乳酸菌をとれると思えば、その気持ちも薄らぐのでは？ 私もハマってます！

(※1) 100倍とは、乳酸菌原料をチョコで包んだ場合・包まない場合の比較です。／(※2) 試験管内人工胃液試験にて、乳酸菌(原料)と比較して1時間から2時間後生存数が100倍以上。

56g ¥334前後／ロッテ (☎0120-302-300)

我慢のしすぎはストレスの元に!
「腸活」視点のおやつ選び、2つのコツ。

そもそも間食とは、おなかが空いたからというより、気分転換やリラックスのため、無意識にでも「ストレスを和らげたい」と思って食べることが多いはずです。だからこそ無理に我慢すると、よりストレスがかかって自律神経のバランスも崩れてしまいます。かしこく選んで適度に楽しむ程度なら、間食だって問題はありませんよ。

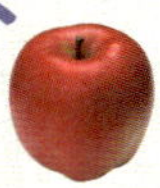

おやつ選びのコツ①

選ぶべきは「噛み応え」のあるおやつ

リズミカルに噛むことで得られるメリットはとても大きいもの。強張った表情筋がゆるんで和やかな表情を取り戻せますし、副交感神経が優位になってリラックス。噛んだ刺激が脳に伝われば活性化して仕事もはかどるでしょうし、唾液が分泌されて腸も活性化します。噛み応えのあるおやつといえば、ナッツ類やドライフルーツやガム、リンゴなどもおすすめ。どれも手軽に購入できますね。ちなみ、ガムを噛む時は自分の噛みグセを知って、反対側で噛むよう意識してみましょう。

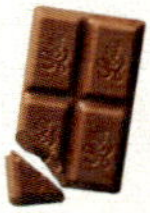

おやつ選びのコツ②

特別な効用をもつチョコレートに注目

右ページの「乳酸菌ショコラ」のほか、パティシエの辻口博啓さんと作った「H CHOCOLAT SUPPLEMENT」もおすすめです。こちらは、日本茶由来のアミノ酸「テアニン」を含んだチョコ。お茶を飲むとホッとするのは、体感的にご存知かと思いますが、研究の結果、テアニンの摂取で脳のリラックス時に出るα波の増加が確認されました。リラックスが腸にいいのはお伝えした通り。ダイエット中に少量楽しむとっておきのチョコも、こうした副効用に注目して選んでくださいね。

おやつ選びにおすすめのウェブショップ

68ページの「クリッパー オーガニック ハーブティー」や、69ページの「ネイチャーズパース ラブ クランチ オーガニック グラノーラ」など、おやつタイムにおすすめの商品は、オンラインショップ「Mes petites choses」で手に入ります。私と暁子院長は、いつもこちらを利用しています。60ページのオリーブオイルも、こちらで手に入りますよ。

➡ Mes petites choses　**http://www.petites.jp**

腸活の名品 15

美肌に導いてくれるビタミンCがたっぷり配合。

ビタミンC誘導体ローション

医療機関だから
処方できる、
濃度の高さが魅力。

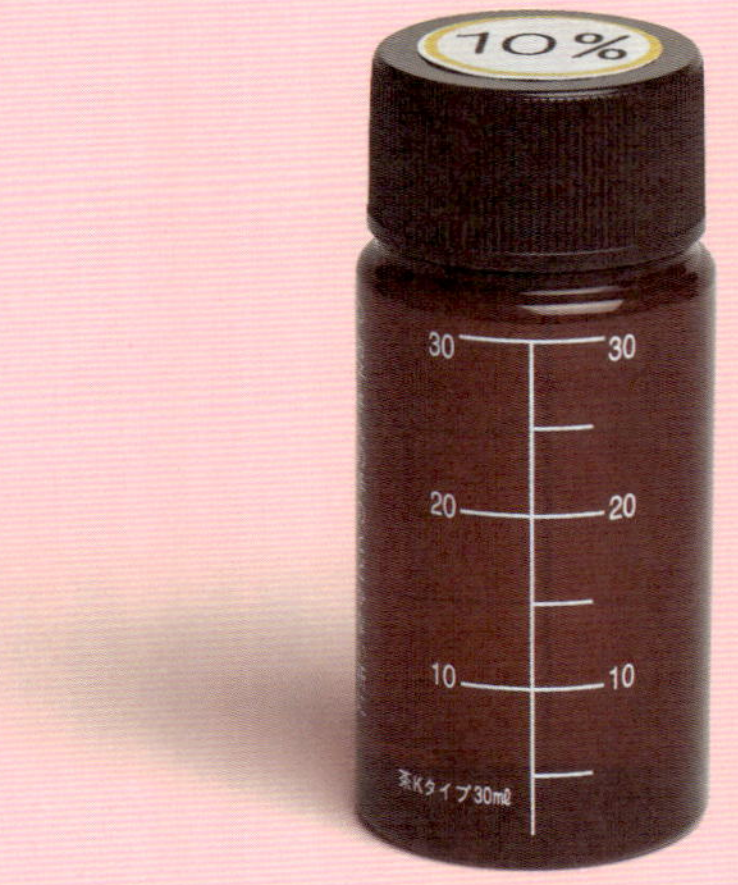

美腸とともに
きれい底上げコスメ

腸を整えると肌の浸透力がアップ！ であればケミカルなものではなく、上質な成分を吸収させたいですよね。暁子院長セレクトの優秀コスメをご紹介します。

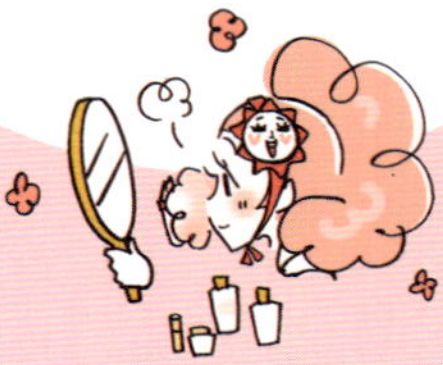

小林メディカルクリニック東京で販売している、高濃度ビタミンC誘導体ローションです。ビタミンCは美白成分としてよく知られていますが、抗酸化作用で体のサビを食い止めたり、コラーゲン産生促進作用で肌荒れを改善するなど、美白以外にも様々な作用があります。そんな美肌の万能成分を高い濃度で処方できるのは医療機関だからこそ。こちらのローションには保存料・着色料など、お肌に負担になるものが一切入っておらず、クリニック内で製造しているので、常に新鮮なものをお届けしています。

腸内環境が整うと便通がよくなり、有害物質がスムーズに排せつされ、肌の浸透力が高まります。であれば、質の高い美容成分がたくさん含まれたスキンケアを使いたいもの。こちらのビタミンC誘導体ローションも腸活と並行して使えば、より効果を感じられるはずですよ。

30ml 5% ¥3510、10% ¥4000／小林メディカルクリニック東京（☎03-3589-3717）

腸活の名品 16

日差しが強い日も安心！ 高機能UVベースクリーム。

Eternal White Day Cream

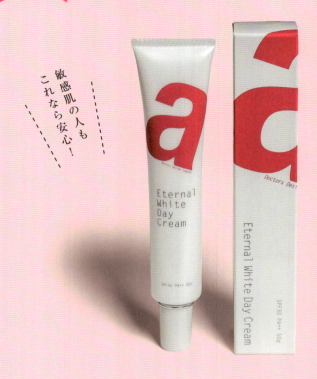

敏感肌の人もこれなら安心！

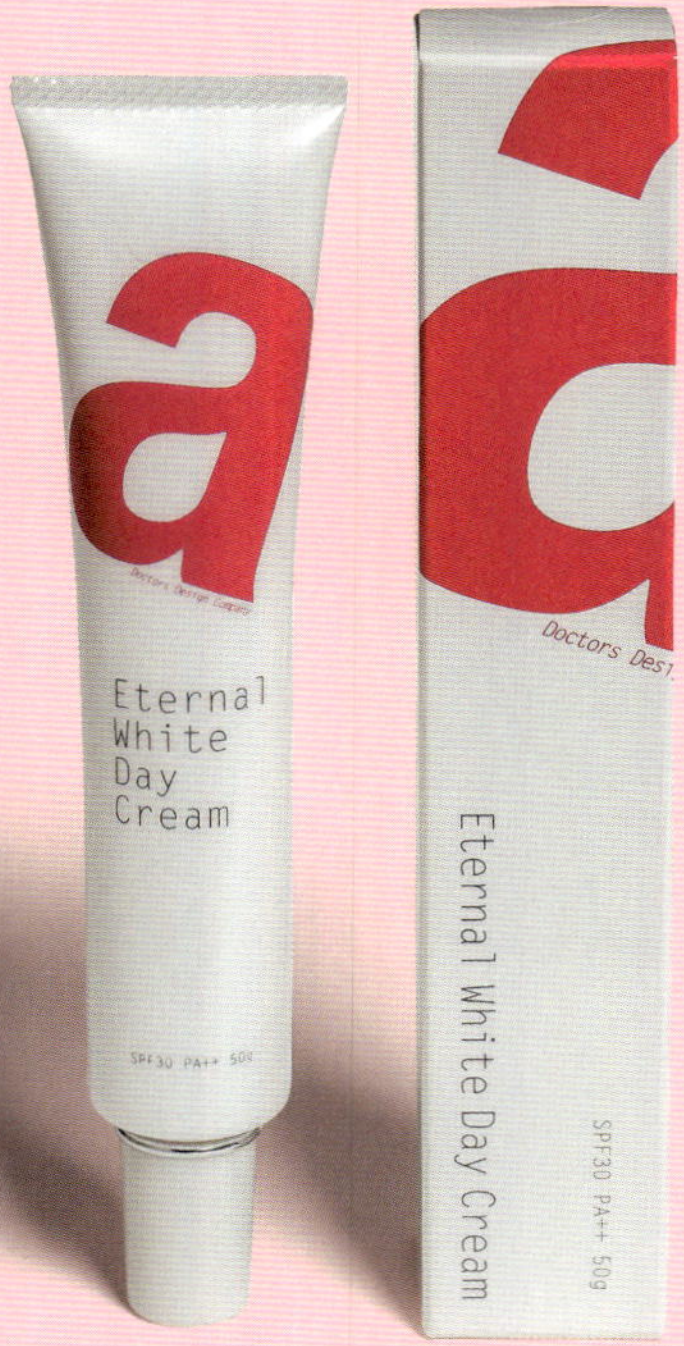

SPF30 PA^{++}と高い紫外線防止効果で、有害なUVAとUVBから肌をガードしてくれるベースクリームです。紫外線吸収剤が直接肌に触れないよう、シルクパウダーでコーティングしているので、敏感肌の人でも安心してお使いいただけます。またα－アルブチン、アルバチン、チロスタットのトリプルブロックでメラニンの生成を抑制し、シミのできにくいお肌に導いてくれます。白浮きせず、伸びがよいので、化粧下地としても優秀です。「朝、このクリームを塗っておけば、どんなに日差しが強くても大丈夫！」そう安心できることはとても大切です。心にゆとりが生まれることで、便意を促す副交感神経が優位になることもありますから。……そう考えると女性にとって優秀な日焼け止めクリームは、スムーズな排便をサポートしてくれる心強い存在なのかもしれませんね。

50g ¥7344 ／小林メディカルクリニック東京（☎03-3589-3717）

重度の便秘症の方へ

「便秘は病気ではない」と思っている方もいますが、重度の便秘はれっきとした病気です。なかには宿便が４キロたまっていたり、年単位で出ずに苦しんでいる方も。放置すると、日常生活に支障をきたす場合もあるので、心配なら病院に行きましょう。

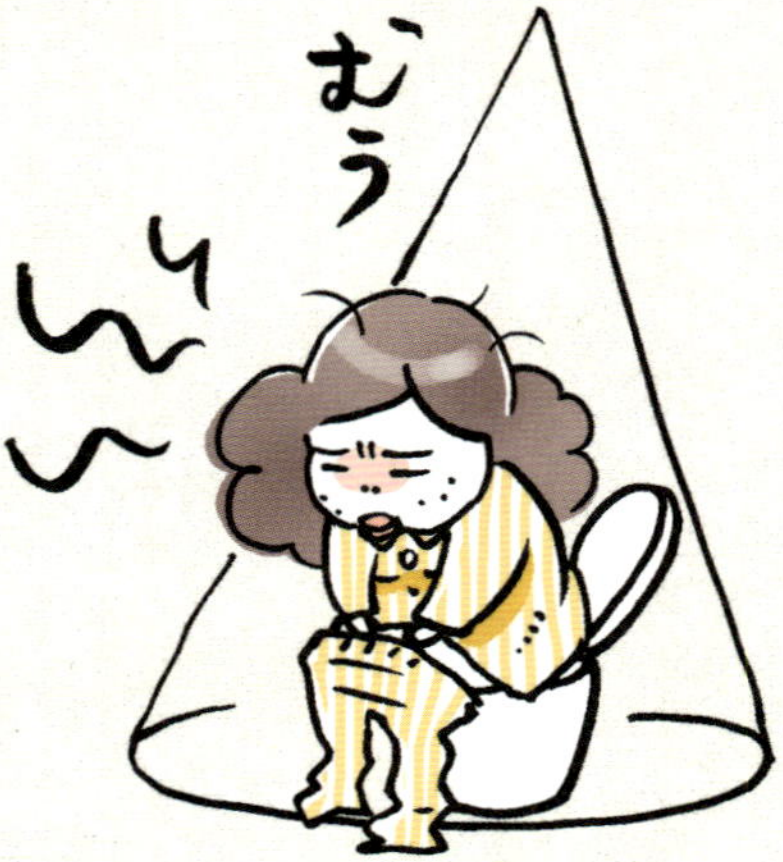

1週間以上、便が出ない状況が続いたら、一度病院へ。

「便秘くらいで病院に行っていいの?」と悩む人も多いようですが、一般に便秘の定義は「3日間便が出ない、毎日出てもピンポン玉くらいの大きさ(35g)」。目安として1週間以上、便が出ない状況が続いたら病院に行きましょう。なかには重度の症状になっても、市販の下剤や便秘薬だけで済ませ、病院に行かない人がいますが、これはかなり危険。薬で腸を刺激して強制的に働かせていると、便を出す力がどんどん低下してしまうからです。また、出ていても残便感が強いという場合は「直腸瘤」が考えられます。これは、直腸内にポケットが出来て、そこに便がたまってしまう病気。無理にいきむことでかえって悪化してしまうので、残便感が気になる時も、病院で相談することをおすすめします。

重度の便秘を放置すると、日常生活に支障を及ぼします。

食べた物が腸内に長く滞留すると、便が異常発酵(腐敗)を起こし、腸内は一気に悪玉菌が優勢に。腸内でさらに腐敗が続くと、日常生活に深刻な影響を及ぼします。オナラが臭くなり、続いて、口臭や体臭からかすかに便の臭いが漂います。ひどい場合は、お腹が

私が選ぶ、便秘専門医をご紹介します。

①順天堂大学医学部附属順天堂医院プライマリーケアセンター
東京都文京区本郷3-1-3　☎03-3813-3111

②小林メディカルクリニック東京
東京都港区赤坂2-3-5 赤坂スターゲートプラザ２階　☎03-3589-3717

③杉本医院
神奈川県横浜市栄区柏陽20-27　☎045-891-5417

④茅ヶ崎メディカルクリニック
神奈川県茅ヶ崎市幸町5-8 ２階　☎0467-58-3958

痛くなったり、吐き気、食欲不振、めまいなど、様々な症状を引き起こします。

専門機関の「便秘外来」にも注目を！

便秘の場合は、通常、胃腸内科や消化器内科、内科といった診療科を受診しますが、なかには便秘外来を設けた医療機関もあります。便秘に特化した便秘外来は、より多角的に診断してくれます。その数はまだ多くはないですが、もし便秘外来がある病院に足をのばせるようなら、そこで診察を受けてみるのもいいでしょう。

同時に、便秘の改善には、本人による「生活習慣」の改善が基本となります。毎日、朝食もとらずに出勤、仕事が忙しくストレスが蓄積――。このような生活を続けていては、どんなに適切な治療を受けていても良くなりません。自分で治すのだという意識を持っていただくことも大切です。

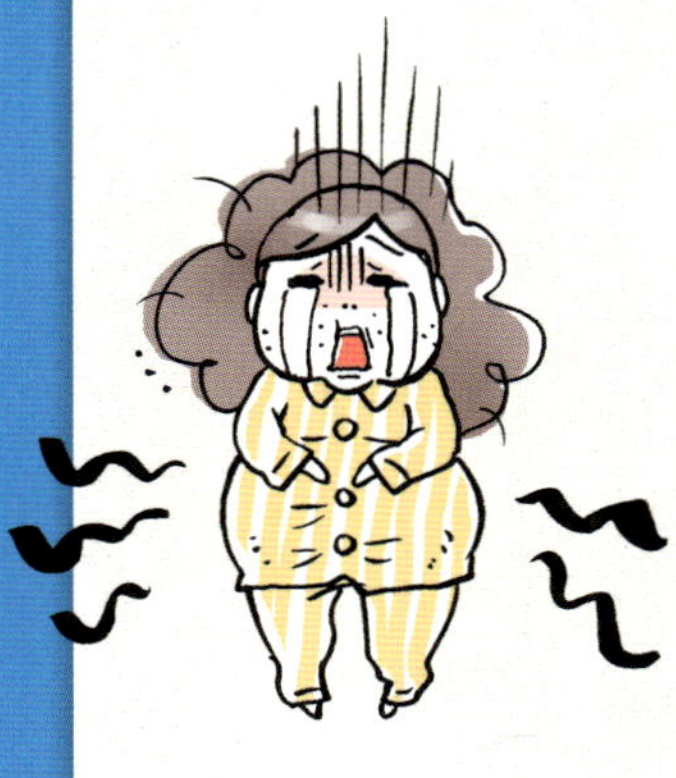

PART.3

小林家の
朝の食卓から。
3ステップで完成！
腸に効く、
朝食メニュー。

レシピ提供：小林暁子 院長

「腸活ダイエット」が、なぜ「朝だけ」でいいのか？
それは、お伝えした通り1日の内で変化する
自律神経のバランスと密接な関わりがあります。
1日の始まりである朝は、日中の活動時間に向けて
副交感神経から交感神経へとシフトするタイミング。
その切り替えをスムーズに行うきっかけとなるのが朝食の存在なのです。
もちろん私自身も朝食を欠かしません。
本章では、私が実際に食べている「腸にいい朝食メニュー」を集めました。
みなさんと同様、忙しい朝の時間に細々と調理する余裕はありませんから、
どのメニューも3ステップで簡単に作れるものばかりです。
それぞれ、腸に効くポイントもお伝えしますので、
ぜひ参考にしてみてください。

BREAKFAST #1

お通じがしばらくきてない！という朝に効果抜群。

たっぷりキノコのサラダ

腸の働きを活発にする“亜麻仁油”が主役のサラダ

亜麻仁油は、水溶性・不溶性の食物繊維がバランスよく含まれているのが特徴。さらに主成分の「αリノレン酸」は、腸内で潤滑油となって蓄積する便を上手に排せつさせる働きがあります。サラダの具材は何でもOKですが、同じく、食物繊維が豊富なキノコ類を加えると、より高い整腸作用を期待できますよ。

材料（1人分）

しめじ ……… 1/2パック（50g）
まいたけ ……… 1/3パック（30g）
キャベツ ……… 1枚（100g）
にんじん ……… 1/10本（20g）
ブロッコリースプラウト ……… 15g
亜麻仁油 ……… 適量
ハーブソルト（クレイジーソルトなど） ……… 適量

作り方

① しめじとまいたけは石づきを取り、小房に分ける。フライパンにキノコを入れて、ふたをして強火にかけ、焼き色がつくまで蒸し焼きにする。

② キャベツとにんじんは、せん切りにする。ブロッコリースプラウトは、根元を切り落とす。

③ ②を器に盛り、①をのせ、亜麻仁油をかけ、ハーブソルトをふる。

素焼きしたキノコの香ばしさと、
ハーブソルトの香りがアクセント！
歯応えのある野菜をよく噛めば、
自律神経も整います。

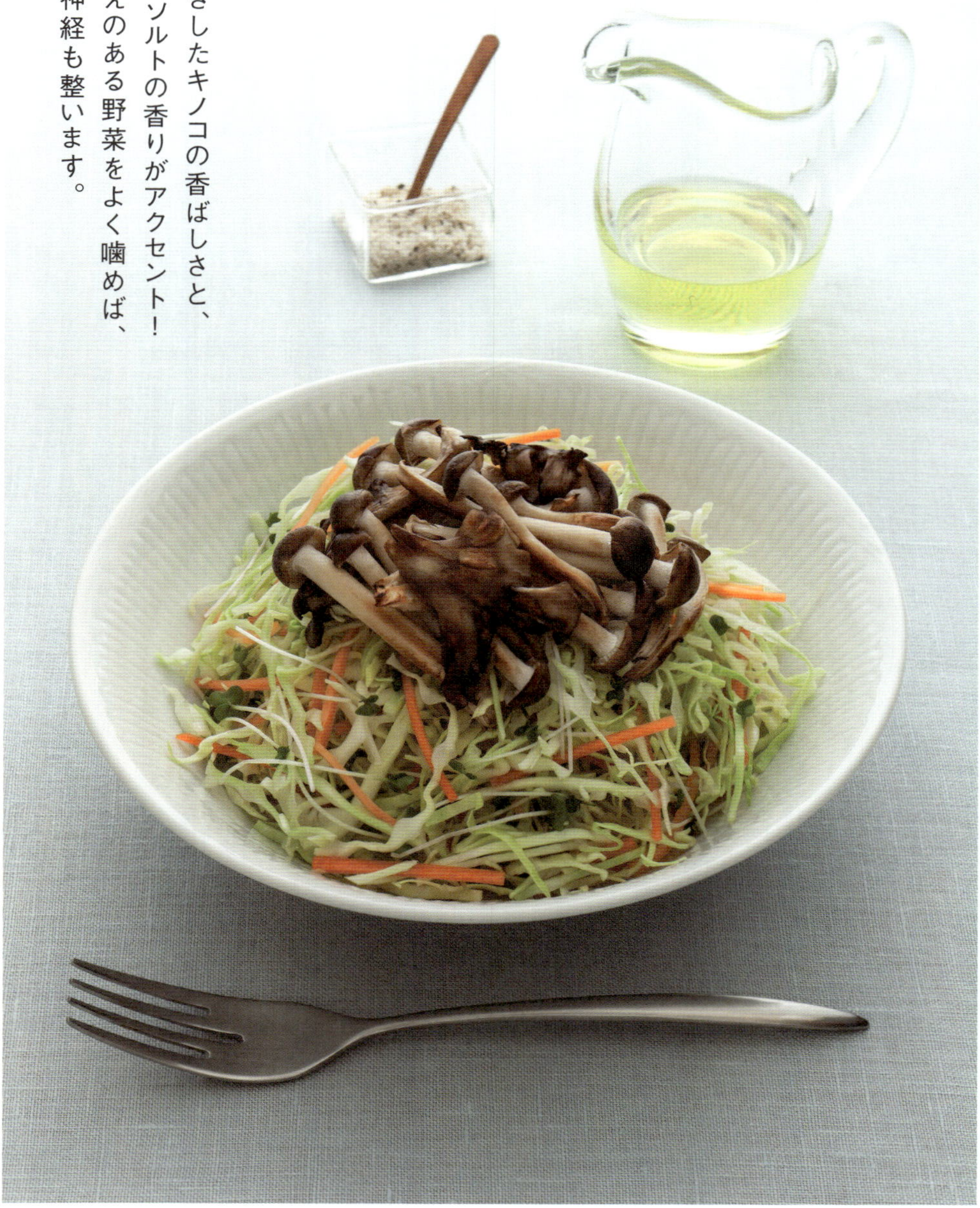

BREAKFAST #2

前の晩、暴飲暴食してしまった翌朝に、やさしいお鍋。

ごま味噌豆乳鍋

お疲れ気味の胃腸を優しくケア。腸をいたわる絶品旨鍋

豆乳に含まれる大豆オリゴ糖は、腸のぜんどう運動を活発にしてくれるので、便秘予防にも効果的。また、豆乳と豆腐はどちらも、たんぱく質が豊富で消化がよく、弱った腸に優しい食材。食べ過ぎた翌朝に、おすすめの朝食ですよ。ビタミンEが豊富なゴマをたっぷりかけていただくと、美肌効果もさらにUP！

材料（1人分）

白菜 ……… 1枚（100g）
水菜 ……… 1株（30g）
豆腐 ……… 1/2丁
顆粒だし ……… 小さじ1
水 ……… 1カップ
味噌 ……… 大さじ1
すりごま ……… 大さじ2
無調整豆乳 ……… 1/2カップ

作り方

① 白菜、水菜、豆腐はそれぞれ食べやすい大きさに切る。

② 鍋に水、顆粒だしを入れ、味噌を加えて溶かし、白菜の芯と豆腐を加えて5分ほど煮る。

③ 白菜の葉、水菜、豆乳、すりごまを加え、ひと煮立ちさせる。

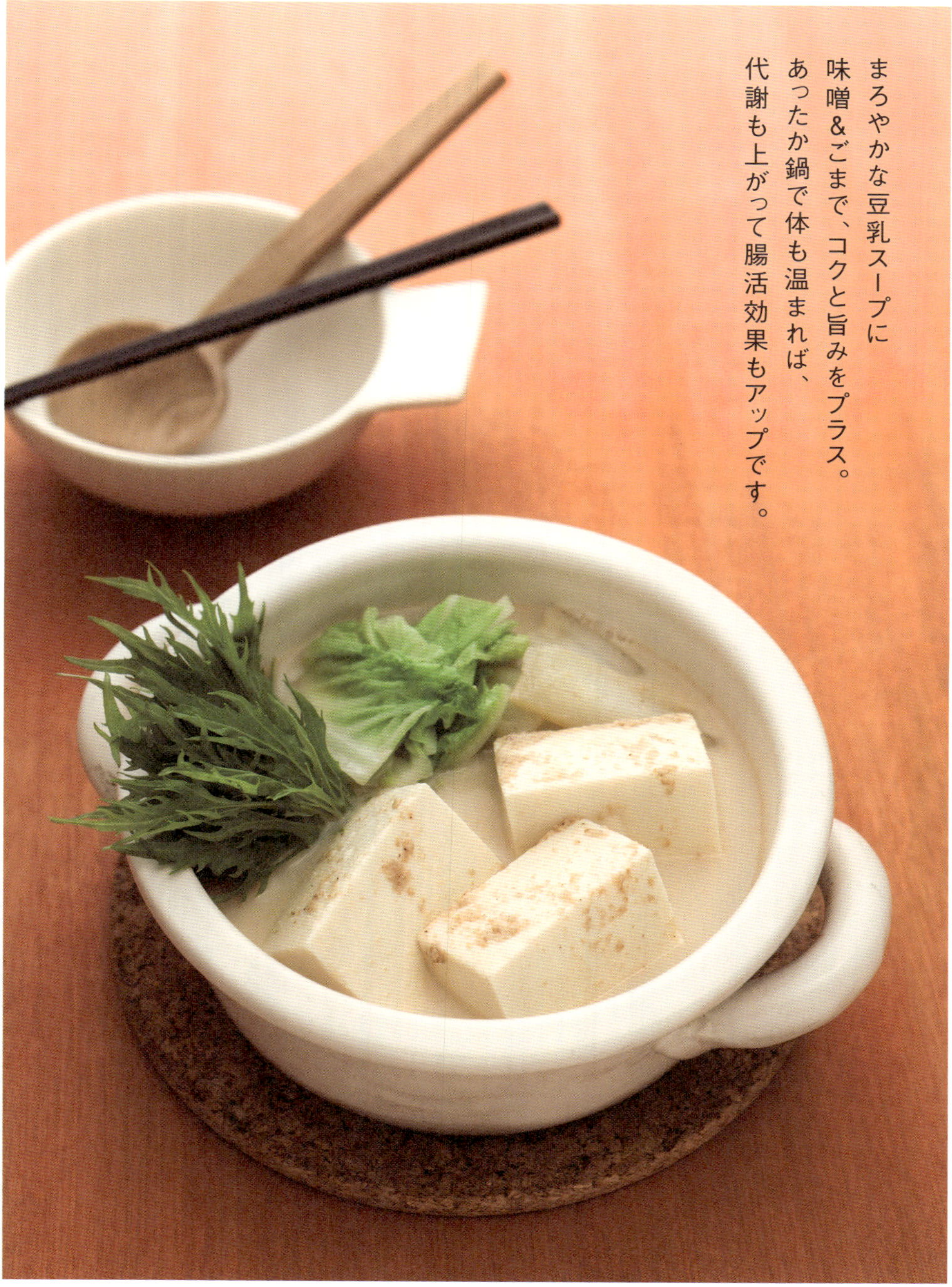

まろやかな豆乳スープに
味噌＆ごまで、コクと旨みをプラス。
あったか鍋で体も温まれば、
代謝も上がって腸活効果もアップです。

BREAKFAST #3

冷蔵庫の中に常備菜があったらこちらを。

ひじき煮で
簡単オムレツ

余り物のひじきをリメイク! 食物繊維たっぷりのオムレツ

ひじきに含まれる水溶性の食物繊維は、善玉菌のエサになって腸内を整えてくれるため、便秘や下痢の改善にも効果的。ひじき煮は冷蔵庫で余りがちですが、オムレツにすると飽きずに食べきれます。具は同じく余りがちな、きんぴらごぼうや切り干し大根に変えても。どちらも食物繊維が豊富に含まれていますよ!

材料(1人分)

余り物のひじき煮 ……… 大さじ2
卵 ……… 2個
油 ……… 大さじ1

作り方

① 卵をボウルに割り、ひじき煮を加え、混ぜる。

② フライパンに油を熱し、①を流し入れ、強めの中火で大きく混ぜ、形を整える。

③ 器に盛りつける。

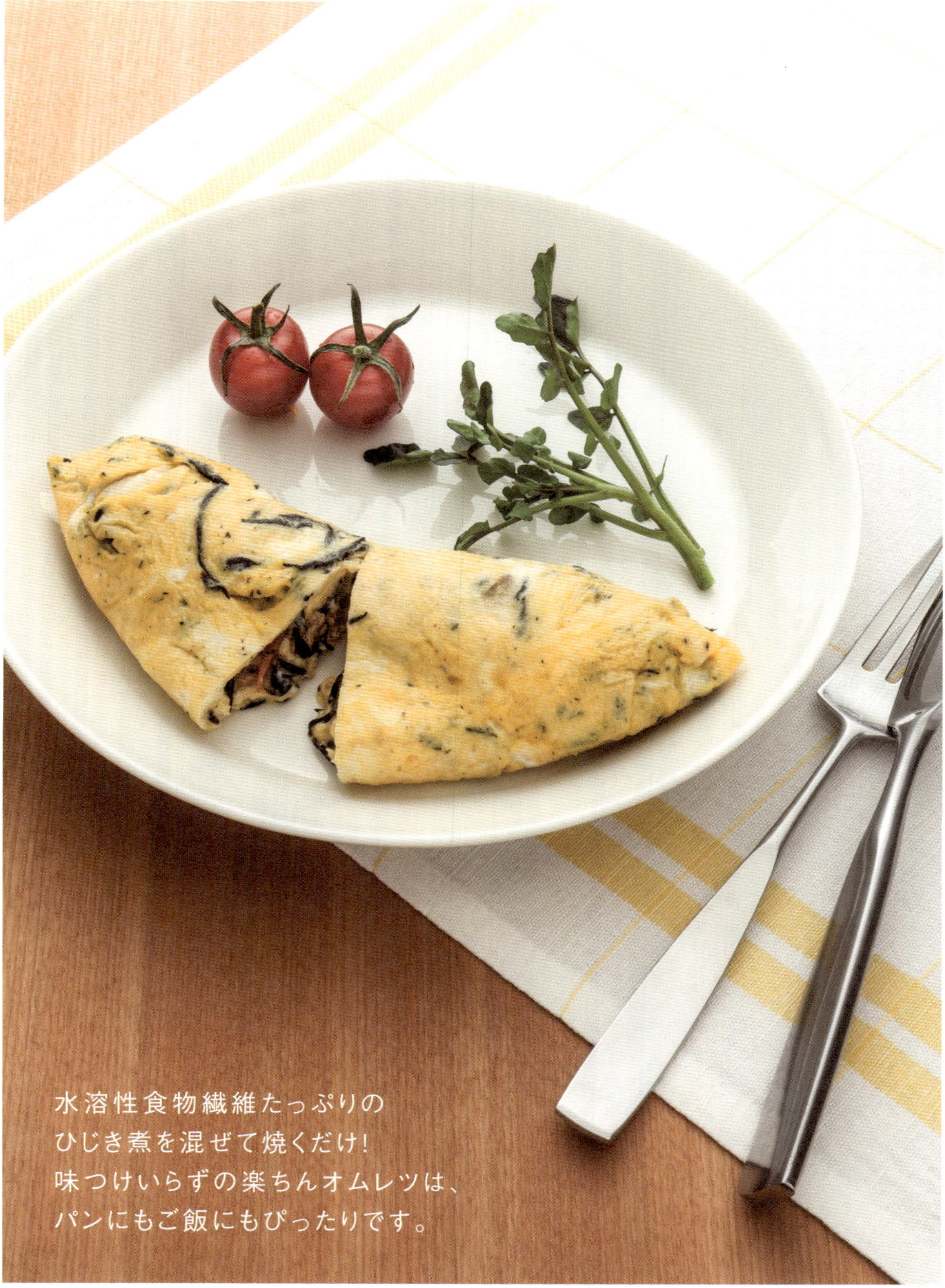

水溶性食物繊維たっぷりの
ひじき煮を混ぜて焼くだけ!
味つけいらずの楽ちんオムレツは、
パンにもご飯にもぴったりです。

BREAKFAST #4

寝坊して朝食を作る時間がない朝に、ササッと!

グラノーラヨーグルト

美腸をつくる栄養素がたっぷりの"理想の朝食"です!

ヨーグルトの乳酸菌と、ミネラルなどの栄養素が豊富に含まれているグラノーラを一緒に食べれば腸の働きはみるみる活性化します! さらに食物繊維がたっぷりのドライフルーツ、オリゴ糖が豊富なはちみつをかけて食べれば、言うことなし! 最強の整腸効果を期待できますよ。準備が簡単なのもいいですね。

材料（1人分）

ヨーグルト（プレーン）………… 適量
グラノーラ ………… 適量
ナッツ ………… 適量
ドライフルーツ ………… 適量
はちみつ ………… 適量

作り方

① 器にヨーグルトを入れる。

② ナッツを食べやすい大きさに刻む。

③ ヨーグルトの上にグラノーラと刻んだナッツ、ドライフルーツをお好みの量のせて、はちみつをかける。

ナッツやドライフルーツを加えれば、
いつものヨーグルトも少し特別!
よく噛めば表情筋もゆるんでやわらかな表情に。
笑顔でいってらっしゃい。

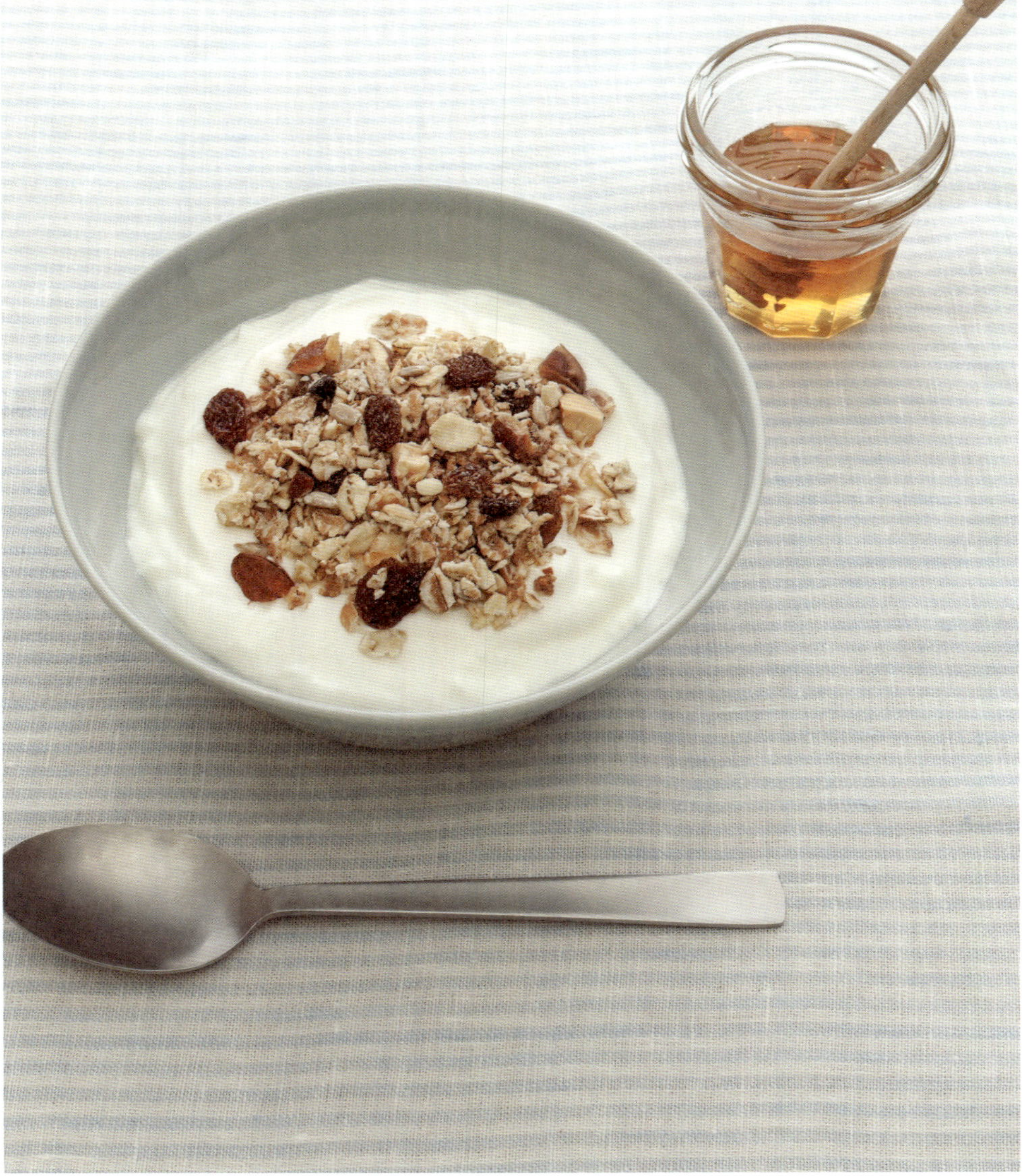

BREAKFAST #5

起きたら「風邪っぽいかな?」という朝に。

あおさたっぷり あんかけ豆腐

あおさの食物繊維で穏やかな整腸作用を期待!

あおさは、不足しがちな水溶性の食物繊維を多く含んでいます。海藻類に含まれる食物繊維は、腸壁を傷つけることなく、穏やかに腸を整えてくれるので、胃腸が弱い人でも安心です。しょうがを効かせたこちらのあんかけ豆腐は、芯から体が温まる一品。冷える日の朝や、風邪っぽい日におすすめです。

材料(1人分)

絹豆腐 ………… 1/2丁
あおさ ………… 大さじ1
えのき ………… 1/5株(40g)
しょうがのすりおろし ………… 小さじ1/2
顆粒だし ………… 大さじ1/4
水 ………… 3/4カップ
片栗粉 ………… 大さじ1/2
塩 ………… 適量

作り方

① えのきは石づきを取り、食べやすく切る。豆腐は4等分に切る。

② 小鍋に水、顆粒だしを入れ、火にかけ、えのきとあおさを加える。ひと煮立ちしたら、塩で味を整え、同量の水で溶いた片栗粉を加え、とろみをつける。

③ 豆腐、しょうがを加え、温まったら器に盛る。

やさしいあんかけ豆腐に
しょうがの風味をピリリと効かせて。
しょうが効果で、代謝もアップ。
冬はもちろん、冷房を使う夏にもどうぞ。

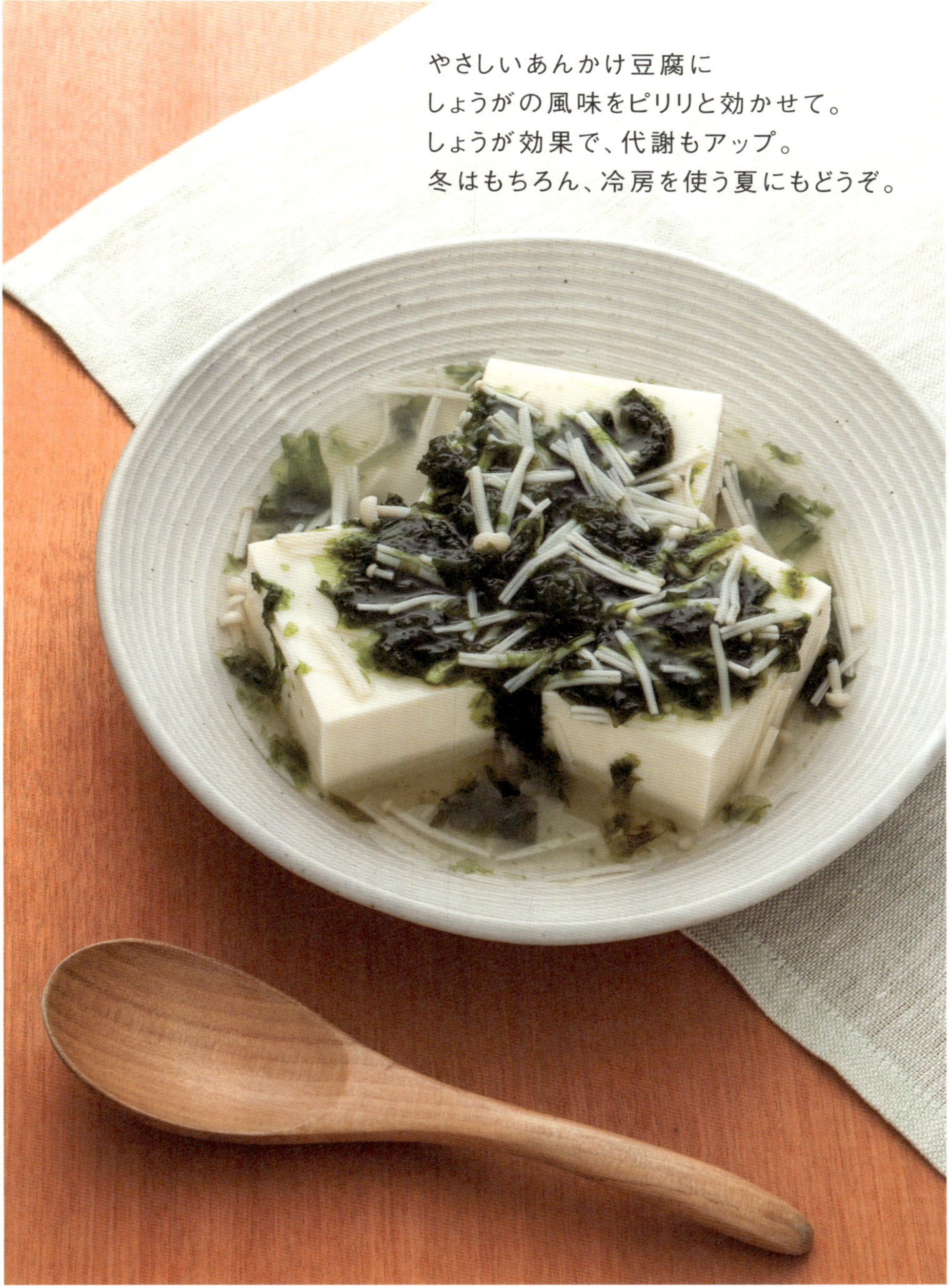

BREAKFAST #6

お腹の張りが気になる朝の頼りになる1食!

納豆もち麦ごはん

もち麦、納豆の食物繊維で腸内をすっきりお掃除!

納豆に含まれる食物繊維は、不溶性2：水溶性1と理想的なバランスです。付属のタレではなく、亜麻仁油をかけていただくと◎。腸内の詰まった便を押し出す効果があるため、快適なお通じが期待できます。またもち麦ごはんは、水溶性の食物繊維量が白米の約25倍、玄米の約4倍含んでいるため、美腸効果は抜群！

材料（1人分）

米 ………… 2/3カップ（120ml）
もち麦（63ページ） ………… 1袋（50g）
水 ………… 240ml
納豆 ………… 1パック
塩 ………… 適量
亜麻仁油（オリーブオイルもおすすめ） ………… 適量

作り方

① お米をといで、炊飯器に分量の米、もち麦、水を入れて、炊きあがりを明日の朝にセットする。

② 朝、①を均一になるように混ぜる。

③ 納豆に塩と亜麻仁油をかけて混ぜ、もち麦ごはんにのせる。

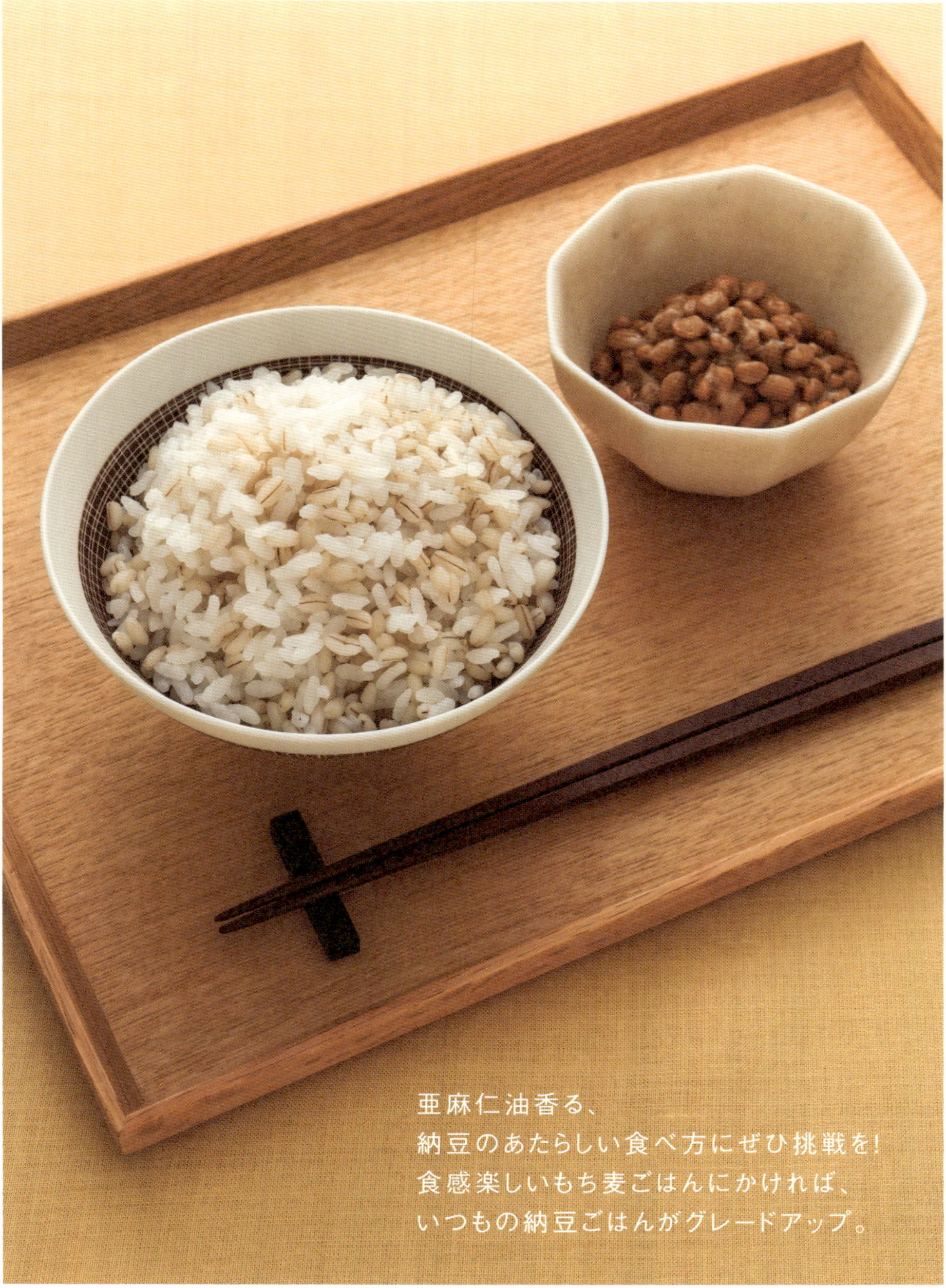

亜麻仁油香る、
納豆のあたらしい食べ方にぜひ挑戦を!
食感楽しいもち麦ごはんにかければ、
いつもの納豆ごはんがグレードアップ。

BREAKFAST #7

あまり食欲がない朝には、口当たりのいい一杯を。

納豆めかぶ入り ねばトロ味噌汁

腸内を整える栄養素が集結! 美腸に効く、お味噌汁

味噌に含まれる「メラノイジン」という成分が、善玉菌を増やして、腸内環境を整えてくれます。美腸を目指すなら、同じく発酵食品の納豆と、水溶性食物繊維が豊富なめかぶの"ねばトロコンビ"を加えましょう。納豆に含まれる「ナットウキナーゼ」は熱に弱いので、仕上げに加えるのがポイントです。

材料（1人分）

めかぶ ………… 1パック（35g）
納豆 ………… 1/2パック（20g）
万能ねぎ ………… 1本
顆粒だし ………… 大さじ1/4
味噌 ………… 大さじ1/2強
水 ………… 3/4カップ（150ml）

作り方

① 万能ねぎは小口切りにする。

② 小鍋に水、顆粒だしを入れ、ひと煮立ちしたら、味噌を溶き入れ、めかぶ、納豆を加え、火を止める。

③ 器によそい、①をたっぷり散らす。

忙しい朝も、あたたかいお味噌汁を飲んで、
つかの間リラックス。
自律神経のバランスも整えば、
朝のトイレタイムもスムーズに!

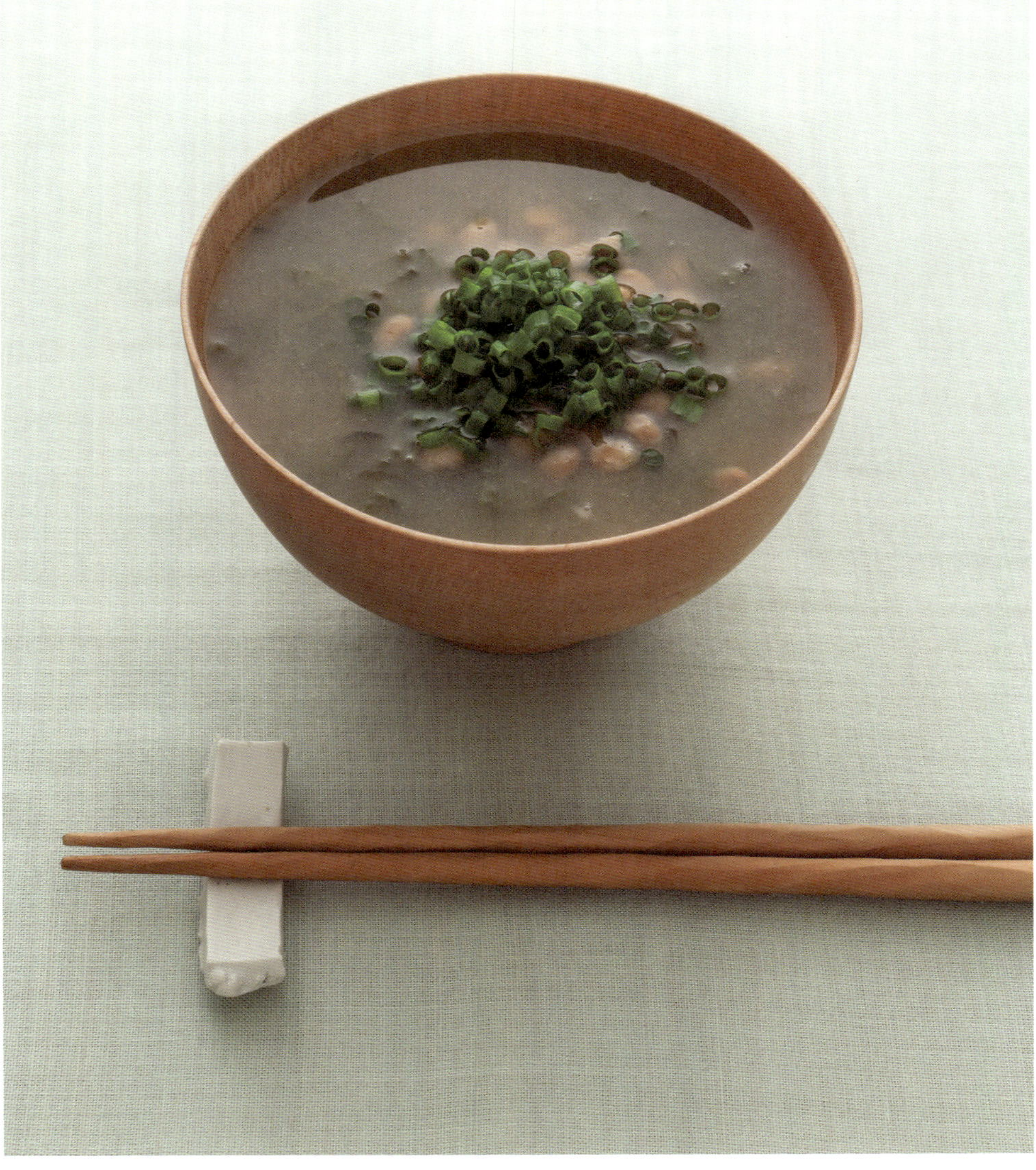

BREAKFAST #8

週末の朝は、心も体も喜ぶ特製スープをどうぞ。

かぼちゃとカブの ホットスムージー しょうが風味

腸内の血行をアップ！ しょうがを効かせた温スープ

体が冷えていると腸の働きが鈍くなるので、寒い日の朝食には、体を温めるスープがおすすめです。しょうがには、腸の血行を高めて、ぜんどう運動を活発にする働きが。また、かぼちゃに豊富に含まれるビタミンEは、血行をよくする働きがあるため、手足が冷えるなどの症状を和らげてくれますよ。

材料（1人分）

かぼちゃ ………… 80g
カブ ………… 1個（80g）
しょうが ………… 10g
水 ………… 1/2カップ
顆粒コンソメ ………… 小さじ1
豆乳 ………… 1/4カップ
オリーブオイル ………… 適量
塩・こしょう ………… 適量

作り方

① かぼちゃは種を除き、ひと口大に切って皮をむく。カブは皮をむいてくし形に、しょうがはうす切りに。

② 鍋に①と水、顆粒コンソメを入れ、ふたをして中火にかけ、煮立ったら弱火で柔かくなるまで煮て、粗熱をとる。

③ ミキサーに移して、なめらかになるまで攪拌する。鍋に戻し豆乳を入れ、塩・こしょうをし、中火で温める。器に盛り、オリーブオイルをまわしかける。

かぼちゃ＆カブの甘みと、
絶妙に効かせたしょうが風味。
大人味のあったかスムージーで
楽しい週末の朝を
スタートしましょう。

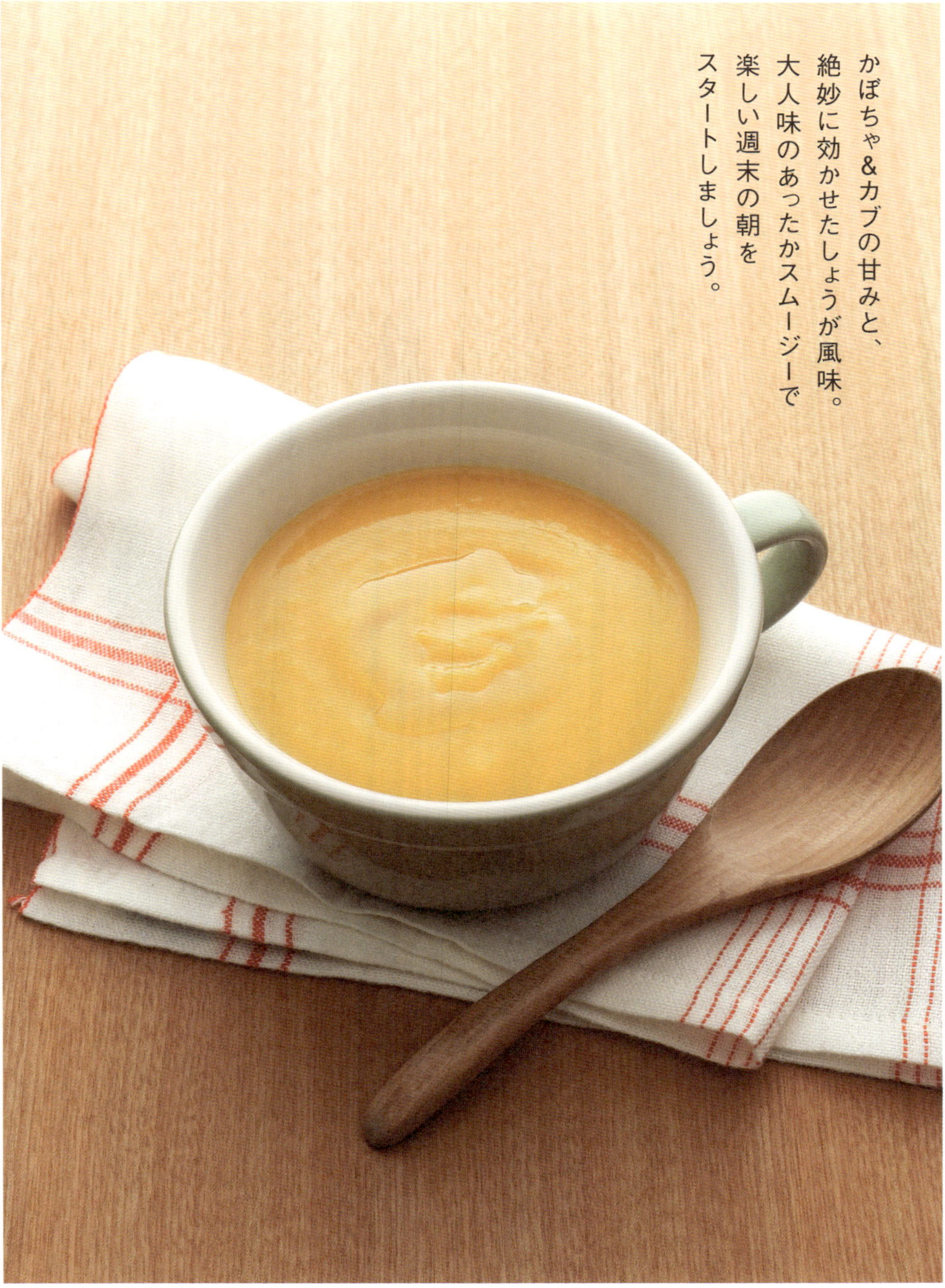

おわりに

「朝だけ腸活ダイエット」はいかがでしたか？　2週間実践していただけたら、きっとその変化に驚かれるはずです。そういう私も、かつて「腸活」を試して驚いた1人。以前の私は、それは最悪の腸内環境の持ち主でした。便秘外来を開く前、外科医として働いていたのですが、仕事中心で眠れない日々。慢性的な疲労感で心と体を崩しかけていました。そこで本格的に、「腸活」を実践したのです。本書でも紹介した通り、メソッドと言っても簡単なものばかり。水を飲むことなど1分もあればできるでしょう。しかし、この小さな積み重ねでこんなにも体調が違うのか！と驚くほどの効果がありました。

まず1カ月後には、太りにくくなり、肌の調子もよくなるといった体の変化を感じることができました。そして、3カ月後には空が青く見える、風の香りを感じることができるといった〝心の余裕〟が生まれるように。腸の研究者でありながら、腸の持つ力にただただ感嘆したのです。

それ以来、私の朝の過ごし方はすっかりルーティン化しています。

6時に起きて、窓を開けて日光浴。コップ1杯の水を飲んで、体重を測り、大さじ2杯のオイルをとります。そして腸ストレッチで軽く体を動かして、ゆったりとした気持ちでトイレへ。朝食は、今回初めてご紹介したメニュー、すなわち腸にいい食事を意識して毎朝欠かさずとっています。「腸活」に即した時間を過ごしているおかげで、腸は健康そのもの！　毎日を楽しく、穏やかな気持ちで過ごせています。もともと好きだった仕事ですが、以前より、さらに意欲的に向き合えています。

私は、患者さんにもよく「腸を整えると、人生が変わりますよ！」とアドバイスしています。大げさに聞こえるかもしれませんが、本当にそう思うのです。

自律神経を整えて腸内環境が良くなれば、代謝が上がるので自然と体重は落ちていきます。むくみも改善し、全身がすっきりと引き締まってくるでしょう。１カ月、３カ月、半年……と続けるうち、その効果はさらに広がり、肌荒れ、生理痛、冷え性や不眠、肩こりや頭痛、アレルギーなど、あなたを悩ます「プチ不調」が改善されていくはずです。そして、かつての私がそうだったように、自律神経のバランスが整うことでメンタル面にも変化が訪れます。余計な迷いや不安から解放されて、日常の小さな喜びを見逃さないようになります。きっと、健康な腸を手に入れたあなたの見える景色は、今よりもっとキラキラと輝いているはず。より前向きに人生を歩めることと思います。

この本でまとめたメソッドを１人でも多くの方が実践し、健やかで豊かな人生を歩んでもらえたら、これほど嬉しいことはありません。

２０１５年12月　小林弘幸

Special Thanks

小林暁子（小林メディカルクリニック東京 院長）
http://www.kobayashimed.com

スタッフ

デザイン　楯 まさみ
イラスト　大窪史乃
フードコーディネート　涌井波留香（エーツー）
写真　篠原孝志
校正　玄冬書林
編集協力　高木沙織、平田桃子
編集　岩尾雅彦（ワニブックス）

小林弘幸式2週間プログラム
朝だけ腸活ダイエット

著　者　小林弘幸（こばやし ひろゆき）

2016年 1月10日　初版発行

発行者　横内正昭

編集人　青柳有紀

発行所　株式会社ワニブックス
〒150-8482
東京都渋谷区恵比寿4-4-9えびす大黒ビル
電話　03-5449-2711（代表）
03-5449-2716（編集部）

ワニブックスHP　http://www.wani.co.jp

印刷所　株式会社 美松堂
製本所　ナショナル製本

ISBN 978-4-8470-9415-6
Printed in Japan